Mohamed Ghariani

Les 8 pas vers la maîtrise de

L'énergie (Chi)

Contact :

www.facebook.com/taichitunisie

www.facebook.com/CoachMohamedGhariani

mohamedghariani@hotmail.com

Remerciements

J'aimerais exprimer toute ma gratitude à mes nombreux élèves qui pratiquent mes enseignements avec tant de constance. J'aimerais également les remercier de m'avoir aidé dans la réalisation de cet ouvrage spécialement Habiba Ben Othmen, Salma Challouf pour les prises photos et Simona Sanaren pour la révision et la relecture du livre.

Enfin, je suis reconnaissant à ma famille et mes amis pour leurs encouragements et soutien.

Sommaire

PREFACE

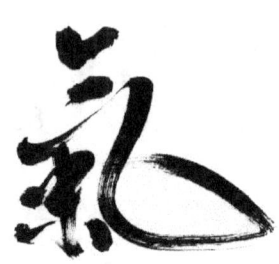

Le concept énergie est né en Asie avec des appellations différentes selon l'ethnie; « qi » (prononcer chi) en chinois, « ki » en japonais et « prana » en hindou et en outre il porte d'autre appellation en dehors de l'Asie tel que "pneuma" en Grèce antique.

Ce mot est difficile à définir vue qu'il ne représente pas une notion tangible; en effet on peut lire plusieurs significations différentes[1]: Vapeur ou Air, Haleine, L'esprit, la Vie qui anime le corps humain, Esprits vitaux ; Fluides, L'élément le plus subtil qui entre dans la composition de toutes choses, Humeur; Attitude, Vigueur, Colère, Irriter, Sentir; subséquemment il est justifié comme l'énergie (souffle) vital.

Sur le plan historique, les techniques destinées à utiliser l'énergie pour cultiver l'esprit et à préserver la santé afin de prolonger la vie sont apparues à une époque très reculée dans la civilisation chinoise.

En 1973, des archéologues chinois ont trouvé un rouleau dessiné sur une étoffe de soie en couleurs, dans le troisième tombeau de la dynastie des Han (206 av. JC à 220 AP. JC) de **Mawangdui** près de Changsha, représentant 44 personnages, de tous âges et des deux sexes, dans diverses postures de **Daoyin** (conduire et étirer). Ce nom est utilisé aujourd'hui pour désigner des "exercices physiques" ou "des gymnastiques corporelles" chinoises.

---

[1] Selon le dictionnaire de l'Institut Ricci (un ouvrage mis à jour régulièrement depuis sa création au XVI° siècle)

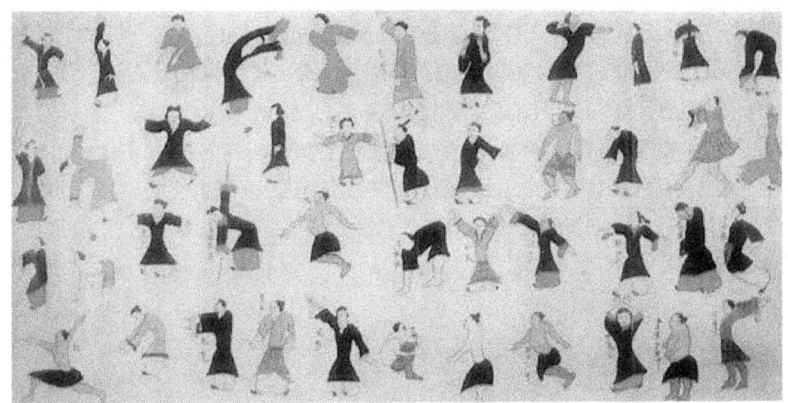

Tableau de Daoyin du tombeau n°3 des han de Mawangdui (province du Hunan)

Au temps des "Han postérieurs" (25-220 ap. JC), le célèbre **médecin Hua Tuo** développa les mouvements des 5 animaux.

- Ours
- Tigre
- Cerf

- Singe
- Grue

Ces techniques portent le même nom de leur créateur « hua tuo » ou le **"jeu des cinq animaux"**, ce qui est une technique de longévité des plus anciens comportant le fait d'imiter les mouvements des animaux sauvages afin d'aguerrir son corps.

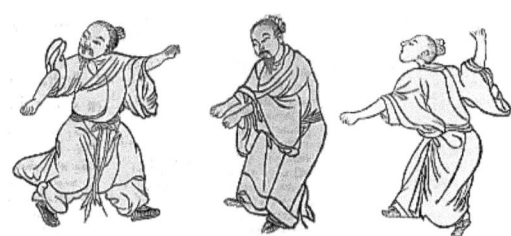

Wuqin tu *(dessins des cinq animaux) d'après le wanshou xianshu, rédigé par Cao Ruoshui*

Les lettrés de l'école taoïste (daojia) de cette période, en continuité avec la pensée de **Laozi** et de **Zhuangzi** (vers

370-300 av. JC), ont écrit des essais sur l'art de nourrir la vie ou sur la préservation de sa santé. **Xi Kang** (223-262 ap J-C), un des plus brillants esprits de son époque, a écrit le **yang sheng lu** (nourrir la vie): ce concept englobe la notion d'hygiène, de gymnastique, de massage, de techniques respiratoires, de diététique, de règles de vie. Cette notion est la base du qi gong moderne.

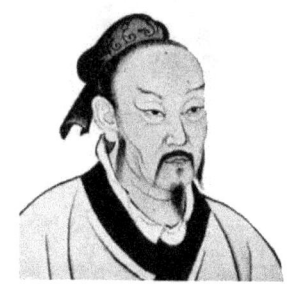 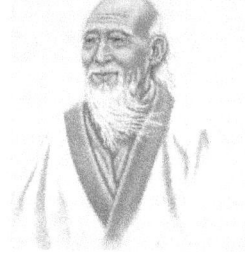 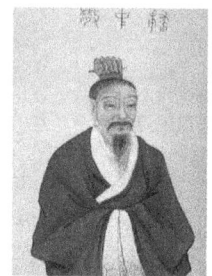

Zhuangzi   *Laozi*   *Xi Kang*

Dynasties du nord et du sud (420-589)

Avec l'introduction du bouddhisme en Chine et son développement entre le 5ème et 10ème siècle, les pratiques corporelles (exercices physiques et pugilistiques) se développent dans les monastères.

Le **Yi Jin Jing** fut introduit d'après la légende par Bodhidharma dans le temple Shaolin sur le mont Tsongchan. Ces exercices constitués d'étirements des muscles et des tendons étaient pratiquées par les moines pour éliminer la fatigue et garder une bonne condition physique après les prières et le travail.

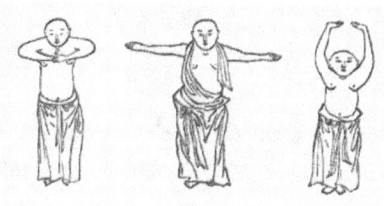

Un extrait du Yi jin jing de Zhou Shuguan

Dynastie des Tang (618-907)

La conception taoïste du corps et sa vision du monde ont influencé considérablement les pratiques corporelles chinoises. Les techniques respiratoires et les exercices taoïstes avaient pour but d'assurer la libre circulation du souffle, des fluides et du sang dans les vaisseaux. La théorie des souffles (**neigong**) et ces pratiques ont pris un essor à cette période. Pour la première fois apparaît le terme *Qi gong* dans un texte taoïste avec le sens de "procédés du souffle".

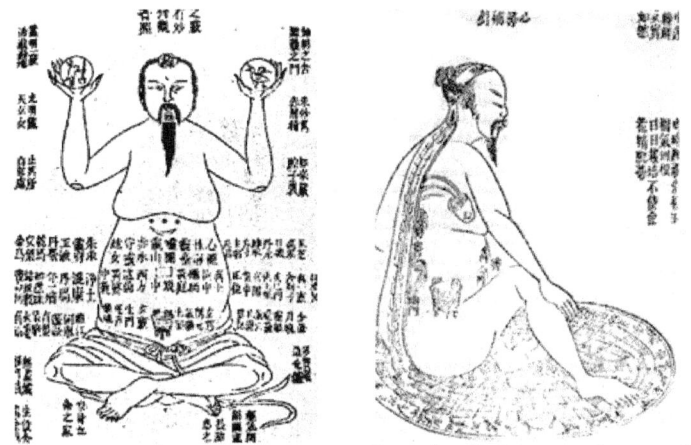

Alchimie intérieure taoïste d'après le Xingming guizhi

Sun Simiao (581-682), célèbre médecin et pharmacien, donne les premières indications pour les massages de santé dans son ouvrage classique (30 tomes) le **beiji qianjin yaofang** (précieuses ordonnances pour les cas urgents). Cet ouvrage est encore aujourd'hui un livre indispensable dans la médecine traditionnelle chinoise.

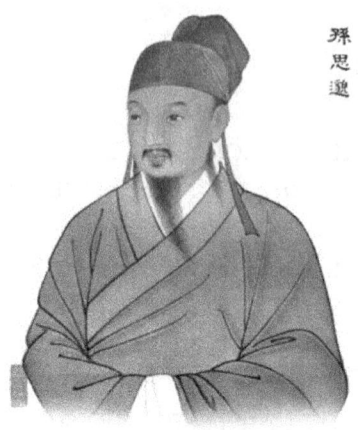

Sun Simiao

Dynastie des Song (960-1279)

Cette période est prolifique en documents sur les arts corporels chinois.
Les exercices en position assise en fonction des 24 périodes de l'année et les exercices en position couchée auraient été inventés par le légendaire ***Chen Tuan*** (Chen Xiyi), maître taoïste de la conservation de la bonne santé.

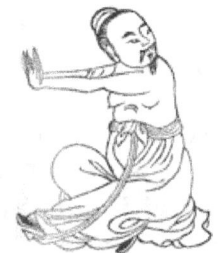 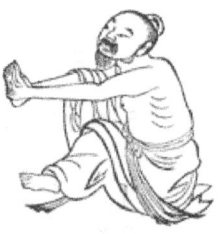 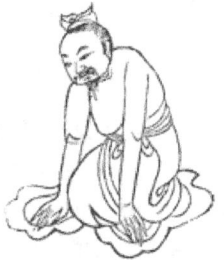

Exercices en position assise en fonctions des 24 périodes de l'année de Chen Tuan

Cette période fut très troublée. La guerre avec les barbares du nord, la corruption de l'état et la famine agressaient le peuple. Le **Général Yue Fei** (1103-1141) fut un héros national en combattant les barbares.

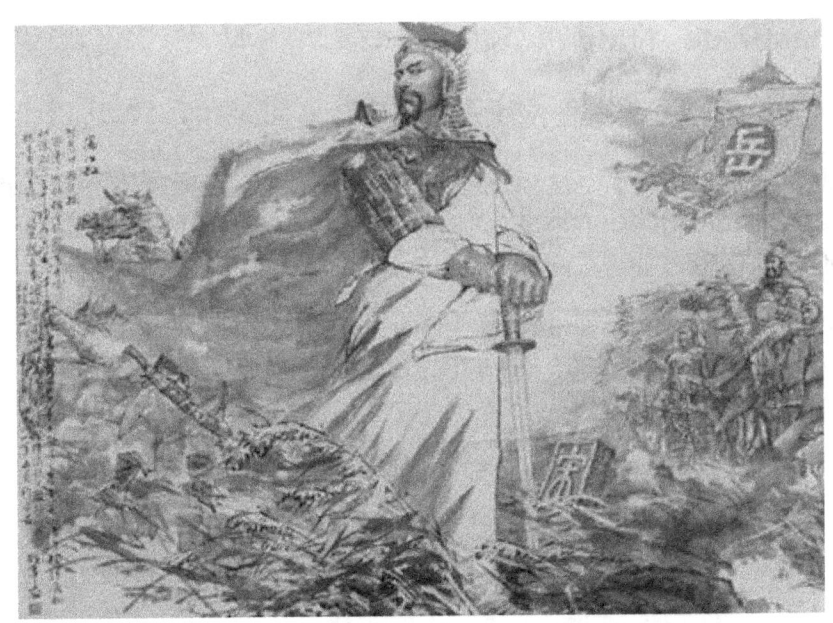

Le Général Yue Fei

Il créa les **Ba Duan jin** (huit pièces de brocart) pour améliorer la santé de ses soldats. Il fut le premier à introduire systématiquement le **wushu** (techniques martiales) dans la formation des troupes. Il serait aussi à l'origine des styles de boxes: xing yi et des serres de l'aigle.

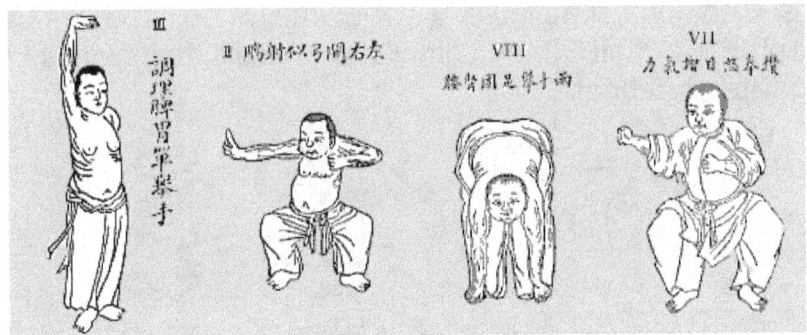

Les Ba duan jin en position debout d'après Zhou Shuguan (1895)

Dynastie des Ming (1368-1644)

Dans un ouvrage de **Zhou Lujing,** rédigé en 1579, " La moelle du phénix rouge" (**chifeng sui**), nous observons un tableau de daoyin des anciens immortels, des personnages légendaires qui fournissent au peuple des symboles et des modèles pour mieux vivre.

Dans cet ouvrage figurent aussi les premiers dessins des jeux des animaux dans "le livre des animaux" (**wuqin shu**).

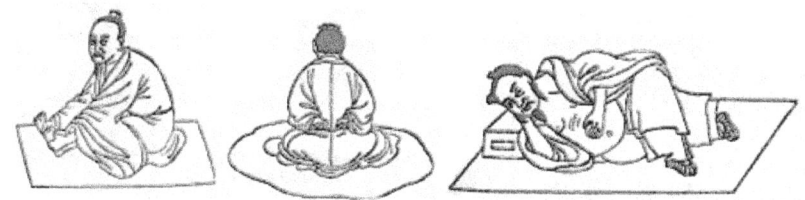

La gymnastique (daoyin) des immortels légendaires d'après la moelle du phénix rouge de zhou Lujing

Luo Hongxian, lettré taoïste, publia à la même époque deux ouvrages de référence, le" **Weisheng zhenjue**" (formules pour se maintenir en bonne santé) et le "**Wanshou xian shu**" (livre des immortels). Ces ouvrages comportent les exercices respiratoires taoïstes des anciens immortels ainsi que des prescriptions médicales.

Dans l'édition complétée (4 volumes) en 1832, **Cao Ruoshui** a fait une compilation des "techniques de longévité anciennes".

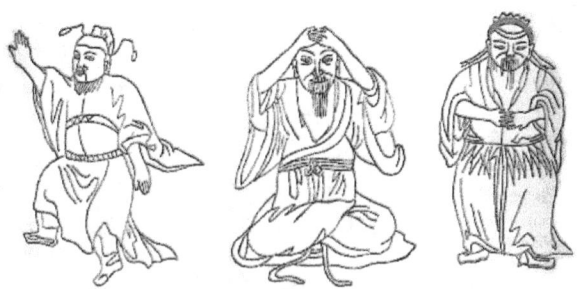

Dessins des exercices des immortels d'après Luo Hongxian

Période de la dynastie des Qing (1644-1911)

Les pratiques psychosomatiques des taoïstes ont été pour la première fois signalées en France par le père jésuite **Jean-Joseph Amiot** (1718-1793) qui en 1751 arriva à Pékin, où il mourut en 1793. Il interpréta les attitudes du "kong fou" dans son livre *mémoires sur les Chinois tome 4*.

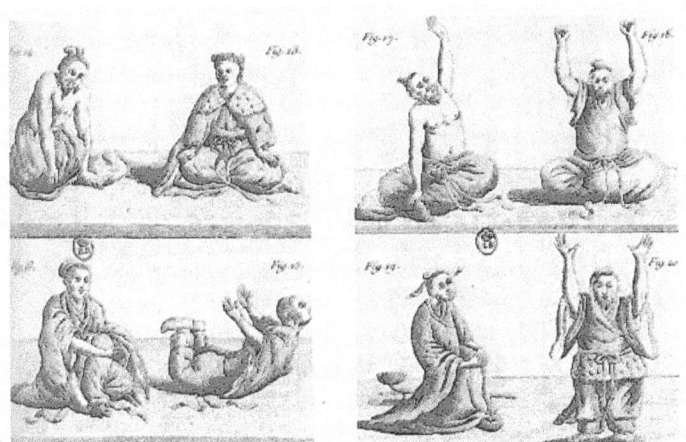

Dessins de Jean-Joseph Amiot des attitudes *kong fou*

La principale source d'inspiration pour le qi gong moderne demeure le traité illustré **"Neigong tushuo"** (explications du travail interne), préfacé par **Wang Zuyuan**. Ce dernier séjourna pendant 3 mois au temple Shaolin en 1854. Un des chapitres important est la "méthode des douze trésors" (**shi er duan fa**).

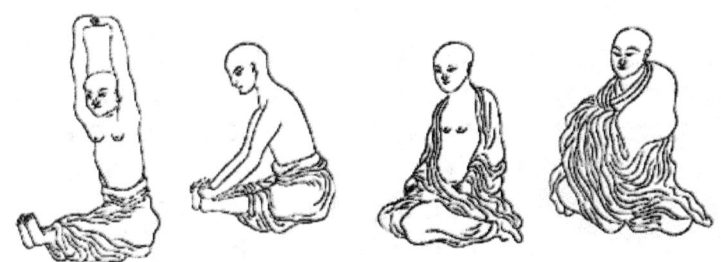

Dessins du "Neigong tushuo" de Wang Zuyuan (1881)

Entre 1800 et 1900, plusieurs auteurs firent des compilations, des révisions et des rajouts des traités anciens. Presque tous les documents illustrés de dessins explicatifs des techniques datent de cette époque.

Le contact avec l'occident a amené les Chinois à valoriser leurs savoirs ancestraux. En 1895, **John Dudgeon,** médecin écossais, a écrit le *kung fu or medical gymnastics* et il s'est aperçu que les pratiques chinoises avaient une valeur hygiénique.

A cette époque, le savoir et l'enseignement commencent à se populariser vers les laïcs. Mais la transmission se fait toujours par un maître dans le cadre de disciples, de petit groupe ou dans la famille (le clan) suivant l'école et le courant d'origine.

Les courants historiques ancestraux :

1	**Le confucianisme**	les règles de vie, le respect des ancêtres, les arts.
2	**Le taoïsme**	tao, yin et yang, méridiens, qi, alchimie intérieure.
3	**Le bouddhisme**	méditation chan, juste milieu, détachement.
4	Les **arts martiaux**	devenir fort pour mieux vivre et défendre son clan.
5	**Les médecins et les guérisseurs**	être en bonne santé pour soigner.

Ces 5 grands courants se sont influencés et mélangés mutuellement au cours des siècles dans les pratiques populaires. La base commune est la notion de préservation de la santé, soit pour vivre en harmonie avec la nature, soit pour le contrôle de soi, pour servir le bien commun, ou pour être fort pour servir la famille ou son clan.

République de Chine (1912-1949)

L'influence de l'occident commence à prendre place avec la notion de sport pour l'éducation et l'hygiène. Les jeux olympiques modernes engrangent un engouement pour les sports athlétiques, la république de Chine organise des jeux nationaux.

Et finalement, des cours de culture physique au style occidentale rentrent dans les écoles.

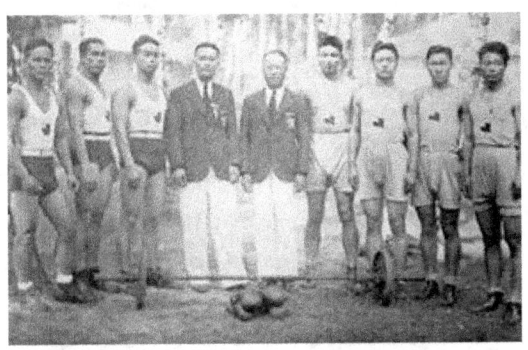

Équipe chinoise de boxe (1936)

Des associations sportives ouvertes à tous commencent à faire leur apparition. L'association de culture physique" jingwu", créé par le héros national Huo Yuan Jia, ouvre des filiales partout en Chine.

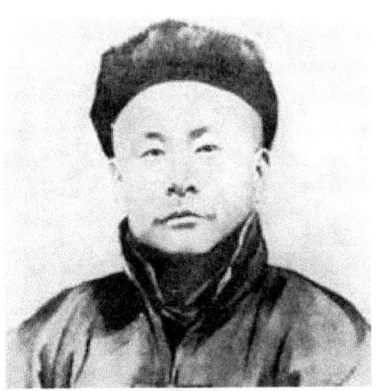

Huo Yuan Jia

Les arts martiaux subissent des transformations qui insistent sur l'aspect sportif ou l'aspect santé comme le taiji quan.

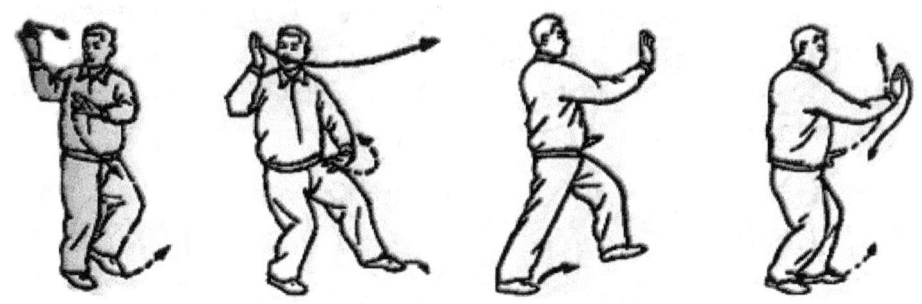

Enchaînement de Taiji Quan de santé

Pendant le conflit entre les forces nationalistes et les forces communistes, la guérilla communiste se fia à des thérapeutes locaux traditionnels malgré un discours critique du parti sur "ces pratiques superstitieuses".

La création du Qi Gong moderne

1949 à 1954

La création du qi gong moderne s'est fait avec l'arrivée du communisme, lorsque le gouvernement décide d'utiliser les savoirs ancestraux dans le cadre de la médecine tout en essayant de la moderniser et de la rénover.

Liu Guizhen (1920-1983), jeune cadre du parti, sera soigné en 1947 d'un ulcère par son oncle **Liu Duzhou** qui lui apprend le travail de la force intérieure (**neiyanggong**), pratique transmise traditionnellement de maître à disciple.

Le parti le pousse à approfondir cette pratique ainsi le secrétaire du parti, **Cheng Yulin,** l'assigna à l'enseignement dans le sanatorium des cadres du Hebei méridional et l'entoura d'un groupe de chercheurs.

Le 3 mars 1949, **Huang Yueting,** chef des chercheurs au sanatorium, proclame formellement l'adoption du terme qi gong lors d'une réunion de travail sur la santé. Le choix de ce terme a été difficile, mais il fallait trouver un nom officiel à cette méthode thérapeutique. Les expressions "méthode thérapeutique pour l'esprit" (jingshen liaofa), "méthode de thérapie psychologique" (xinli liaofa) furent envisagées.

Le nom choisit fut:**"méthode thérapeutique de qigong" (qi gong liaofa).** Le choix de ce nom sera critiqué par de nombreux spécialistes trouvant le terme "qi" inapproprié, ce terme ayant beaucoup de significations.
Chen shou, fondateur du sanatorium de shanghaï, dira :

"Si on considère le qi comme signifiant certains phénomènes de l'activité du système nerveux, on peut facilement le comprendre, mais si on insiste en disant que c'est l'effet

dans le corps humain du mystérieux qi cosmique, il sera impossible de se libérer d'un revêtement mystique".

De nombreux courants préférerons garder le terme ancien:" méthode pour nourrir la vie" (yangsheng fa).

1954 à 1961

L'originalité de **Liu Guizhen** et son équipe de chercheurs est de regrouper de nombreuses pratiques qui se complètent et de créer une théorie qui est la base du qi gong d'aujourd'hui.

Il définit le Qi Gong comme intégrant la **"triple discipline"**(santiao) :
i. La discipline du corps
ii. La discipline de la respiration
iii. La discipline de l'esprit

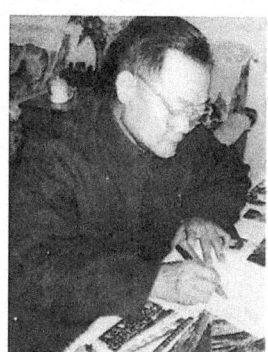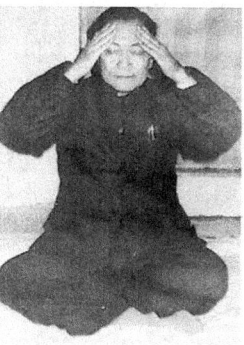

Professeur Liu Guizhen

Au départ, **Liu Guizhen** enseignait 4 méthodes au sanatorium de Beidahe :

1. **neiyanggong** : méditation en position assise ou allongée, ou sur une chaise avec concentration sur certains endroits du corps avec une respiration calme

2. **qiangzhuanggong** : méditation en posture debout ou assis ou libre.

3. **xingbugong** : mouvements gymniques ambulatoires à pratiquer en position verticale.

4. **baojiangong**: forme d'auto-massage en position assise.

D'autres sanatoriums ou des cliniques en Chine vont introduire "la méthode qi gong" dans le cadre de soin avec prescriptions en fonction de la maladie.

Le traitement peut comporter des séances d'acupuncture, de massage et de drogues à base d'herbe; en gros, plus de 70 unités thérapeutiques de qi gong sont mises sur pied dans toute la Chine.

A Pékin, les méthodes les plus répandues sont le «**zhan zhuan gong**» (méditation en posture du pieu) et l**e jeu des cinq animaux de Hua Tuo**.

Dans le sanatorium de Shanghai est créé le qi gong de relaxation (fang song gong), dérivé des techniques de méditation de **Jiang Wei qiao** (1873-1958) car s'était évident que la tension nerveuse est un obstacle à la pratique efficace du qi gong.

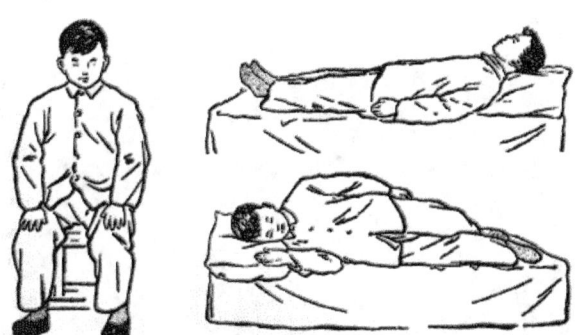

Dessins de la méthode de relaxation (tranquillité en se reposant) de Jiang Weiqiao

Le **taijiquan** de santé a été considéré rapidement comme une forme de qigong.

Le livre de Liu Guizhen publié en 1957 **qigong liafo shixian** (application de la thérapie par le qi gong) sera la référence.

Le concept et le modèle de sa méthode seront reproduits dans de nombreux ouvrages jusqu'à aujourd'hui.

Ce fut "le grand bond en avant" pour le Qi Gong, les échanges entre les experts populaires, les hôpitaux et les facultés de médecine sont à leur apogée. Grâce au mot d'ordre: "Le médecin doit étudier le savoir du peuple pour servir la nation".

1962 à 1964

Un revirement commence contre la médecine traditionnelle. La plupart des fondateurs du Qi gong moderne étaient des élites du parti. Mao Zedong commence ses attaques contre l'appareil du parti vers 1960. Toutes les structures institutionnalisées se ferment et les dirigeants critiqués.

La période de 1949 à 1964 a été une période d'échange et de mise en pratique des techniques de longévité et de santé dans un cadre d'état. La plupart des pratiquants faisaient partie de l'élite du parti. Le mode de transmission médecins/patients a pris la place du mode ancien maître/disciple.[2]

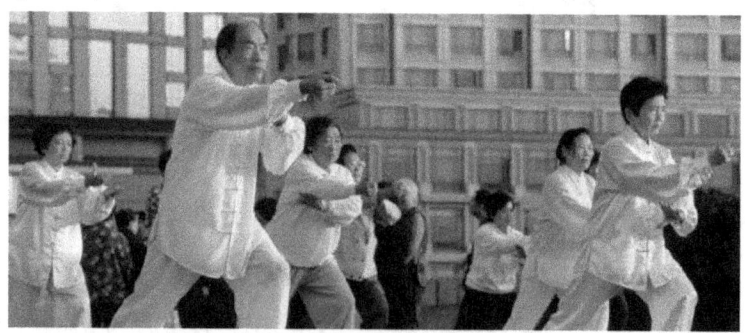

1.   *Tai chi en groupe*

---

[2] http://www.yiquan78.org/historeqigong.htm

Introduction

Les exercices énergétiques et d'assouplissement des muscles constituent une forme thérapeutique chinoise. Une pratique régulière et progressive de ces exercices intégrant une puissante présence spirituelle, les mouvements du corps et le souffle (la respiration et l'énergie interne) aidera à :

- ☯ Régulariser les «cinq viscères»: le cœur, le foie, la rate, les poumons et les reins.
- ☯ Régulariser les «six entrailles»: la vésicule biliaire, l'estomac, l'intestin grêle, le gros intestin, la vessie et les triples réchauffeurs (le thorax et les cavités abdominales supérieure et inférieure).
- ☯ Equilibrer tous les méridiens et branches collatérales du corps.
- ☯ Prévenir et aider à guérir les maladies.
- ☯ Eviter une sénilité physique prématurée.
- ☯ Améliorer le système immunitaire et la constitution physique.
- ☯ Calmer l'esprit et éliminer les tensions.

Dans cet ouvrage, on va entamer trois types de pratiques énergétiques:

- Pratique statique (zhan zhuang gong).

- Qi gong en mouvement: (Ba duan jin).

- Tai chi chuan (les 8 pas).

I. ZHAN ZHUANG OU «LA POSTURE DE L'ARBRE»

Littéralement dans la langue chinoise, zhan veut communément dire "se tenir debout" mais des significations comme immobilité, anticipation et clairvoyance lui sont aussi associées.

Nous pouvons également lui prêter le sens de rétablissement, de restauration d'un état initial comme celui du passage de la maladie à la santé.

Zhuang, quant à lui, signifie pilier ou fondation, d'où "se tenir debout comme un pilier". Plus poétiquement, nous disons "se tenir debout comme un arbre". Le caractère signifiant "bois" est d'ailleurs inclus dans l'idéogramme zhuang.

La pratique du zhan zhuang comporte donc l'adoption d'une série de postures en position debout et mise sur la capacité de guérison inhérente à chaque personne. Elle s'insère au sein d'un vaste ensemble de disciplines très diversifiées et regroupées actuellement sous le vocable de qigong.

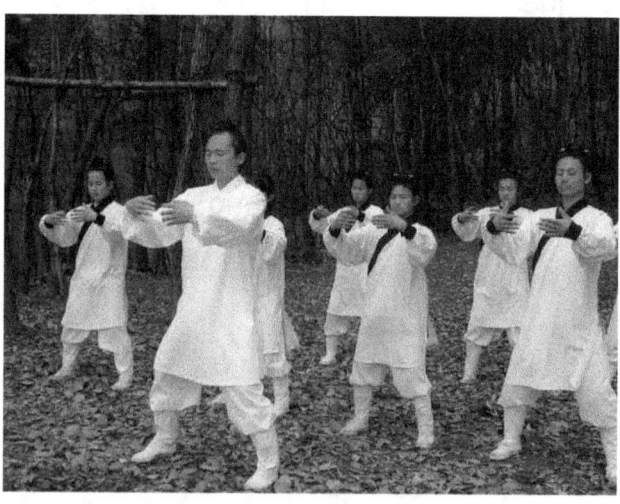

Si nous voulions situer le zhan zhuang, nous pourrions le camper à l'intersection de la médecine et des arts martiaux chinois; une pratique correcte du Zhan Zhuang cherche à développer la patience, l'humilité, la connaissance de soi et le contrôle de la puissance physique et mentale en tant que l'unité.

Cela peut être traduit par une citation qui se trouve dans le Tao Te King de Lao Tseu:

«*L'expression et le mouvement d'un grand connaisseur de Vertu; est basé sur l'étude du DAO; DAO comme un objet; il est sans aspect fixe, très flou; tout seul debout sans bouger; afin d'observer le changement magique à l'intérieur du corps; les sensations et réactions en circulation sans arrêt; continue d'observer jusqu'à l'infini. J'ai dû volontairement regrouper 'tout seul debout sans bouger et les sensations et réactions sans arrêt'.*»

(Chap. 25 LAOZI)

Conditions de l'exercice

• Vêtements desserrés

• Yeux ouverts ou fermés, regard à l'horizon

• Décontraction du visage et des mâchoires

• Garder une position fixée en observant les changements à l'intérieur du corps

• Soleil dans le dos

• Air frais et température convenable

- Si l'exercice tonifie trop le qi, ne pas pratiquer avant le sommeil

- Pratique éloignée des repas

- Pour les femmes, réduire l'intensité de l'exercice pendant les règles

Sensations normales

Courbatures, Picotements, Chaleur, Vibrations, Asymétrie droite gauche, Froid localisé, Joie et détente et Gonflements.

Maîtrise de l'intensité

- Intensité sans effet: pouls non modifié

- Intensité légère: sensation de bien-être

- Intensité renforcée: courbatures et picotements

- Intensité dépassée: douleurs post entraînement

- Intensité dégradée: régression suite à interruption de la pratique

- Critères subjectifs: sensations personnelles

- Critères objectifs: pulsations cardiaques

1	+10/20	personnes âgées ou faibles
2	+20/30	personnes convalescentes
3	+30/50	personnes en bonne santé
4	+50/70	personnes robustes

- Critères de durée: de 10mn à 1h ; 40mn en moyenne.

- Temps de rétablissement: de légères sensations dans les jambes au cours de la journée, sans courbature forte, sont des signes de progrès

- Facteurs d'intensité:

  o Pied en V (débutants) ou parallèles (plus difficile)
  o Flexion des genoux
  o Recul du centre de gravité sur les talons
  o Hauteur des mains (max. à hauteur des épaules) et coudes suspendus
  o Concentration

Travail de l'intention: plusieurs méthodes

- Relaxation:

  ❧ Relaxation de l'esprit: laisser s'éloigner de toutes les pensées douloureuses ou agitées.
  ❧ Relaxation de l'expression: comme «un rire sans sourire».
  ❧ Relaxation par la respiration.
  ❧ Relaxation par petits mouvements: ouvrir les articulations dans toutes les directions, environ toutes les 5 minutes.
  ❧ Relaxation par ajustement actif de la posture, de bas en haut et de haut en bas, continuellement: détendre les 7 étoiles et fixer son attention sur une partie du corps pour la relâcher.
  ❧ Relaxation par ajustement passif de la posture: sur conseils du professeur.

- Imagination:

  ❧ Voir loin
  ❧ Ecouter au loin

☯ Imaginer qu'on tient un objet
☯ Marcher sur du coton
☯ Tenir un ballon dans ses bras
☯ Avancer dans l'eau

• Geste élastique: serrer/relâcher et lier les muscles au repos

Bénéfices thérapeutiques

Maladies chroniques, constipation, problèmes digestifs divers, hyperlipidémie, hypertension, artériosclérose, céphalées, insomnie, neurasthénie, troubles psychiques, arthrite rhumatismale, maladies thyroïdiennes, tous troubles des systèmes circulatoire et respiratoire sans aucun effet secondaire.

En termes de MTC: vivifie le sang, nourrit le sang (augmentation des globules rouges, globules blancs et de l'hémoglobine), calme l'esprit.

L'homme vieillit par les jambes: le secret de la longévité réside dans l'entraînement des jambes. Dans le Classique de la Médecine chinoise, le Neijing, il est dit: «Sans bouger, en gardant l'esprit, les muscles s'affinent. »

Sur le plan martial, Yu Yong Nian rappelle qu'un proverbe ancien dit: «Il faut donner la technique des mains, sans transmettre celle des pieds, sinon l'élève sera plus fort que le maître.»

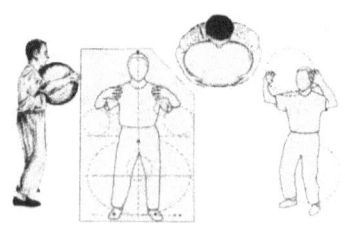

II.   Ba Duan Jin

Les Ba Duan Jin sont une série très classique de Qi Gong devenue populaire à l'époque des Song du Sud (1127-1179).

Ba signifie huit. Ce nombre est en relation avec les trigrammes de Yi Jing du "Le livre des transformations". Duan Jin signifie pièce de brocart de soie. D'où la traduction de Ba Duan Jin par "Les 8 pièces de brocart".

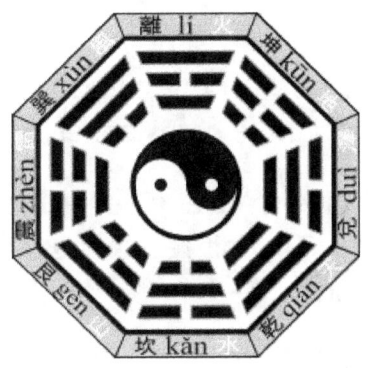

Les trigrammes de Yi Jing

Pratique :

Série de 24 mouvements pour les exercices unilatéraux et 2 fois 12 pour les latéraux; 18 fois pour l'exercice n° 6 et 7 fois pour le dernier.

Position de départ, Wu Ji.

Soit : corriger la position du corps (alignement de la verticalité, centrage des 3 Dan Tian), réguler la respiration, calmer l'esprit et le cœur, et concentrer la pensée sur le Dan Tian.

Le mouvement vient de la taille et de la colonne vertébrale.

Laissez tomber le coude et relâchez l'épaule. Assurez la position du poignet et détendez les doigts.

Fléchissez les genoux et arrondissez l'entre jambe, la hanche n'en sera que plus solide.

Le regard suit les mains, les pas suivent le rythme du corps.

La vitesse demeure constante, légèreté et enracinement, tous deux requis.

Toutes les postures de la forme s'enchaînent doucement. Ni brusquerie, ni opposition; le corps entier se sent à l'aise.

Les postures ne doivent être ni étriquées ni exagérées ni limitées ni excessives. On doit rechercher au sein des postures le centre et la rectitude.

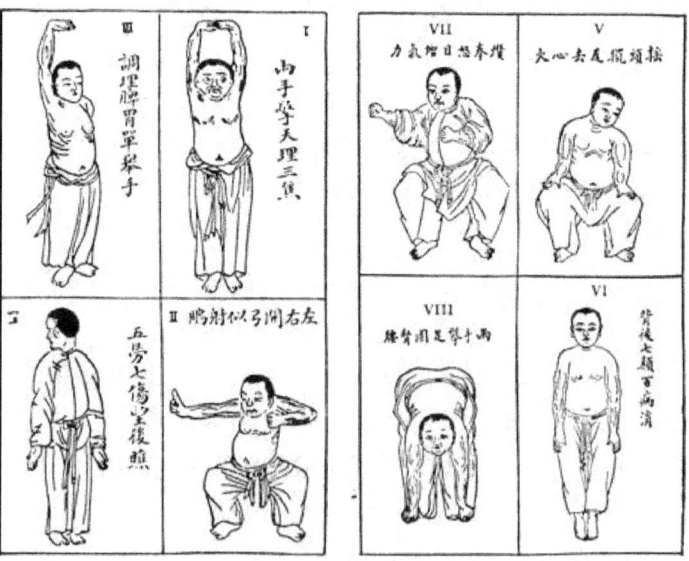

Les Ba duan jin-Zhou Shuguan (1895)

III. Tai chi Chuan

Le tai chi chuan est une forme de gymnastique chinoise basé sur les fondations de la pratique énergétique.

La naissance du tai chi chuan aurait été par le moine taoïste Zhang Senfang vers la fin de la dynastie des Yuan (1279-1368) et le début de celle des Ming (1368-1644). A l'époque ce moine s'adonnait à ses études d'auto perfectionnement dans les monts Wudang.

Il se plongeait dans les recherches sur le yin et le yang, ainsi la théorie des trigrammes, sur le mystère de la longévité des tortues et des grues, il observait les combats entre serpent et pies, d'où il créa les premières postures du tai chi chuan.

Après trois siècles d'évolution, il se devise dans nos jours en cinq écoles, qui adoptent pratiquement les mêmes séries d'exercices, tout en présentant chacune des caractéristiques différentes sur le plan postural, rythmique et énergétique.

Le tai chi chuan se distingue par ces mouvements gracieux et naturels.

Sa pratique demande une forte concentration mentale, une bonne coordination du mouvement avec une respiration uniforme permettant ainsi d'activer le système nerveux central, de conserver la souplesse des articulations et d'améliorer les fonctions viscérales.

Le tai chi chuan peut être pratiqué n'importe où, n'importe quand et sans une tenue obligatoire (du moment où elle est confortable).

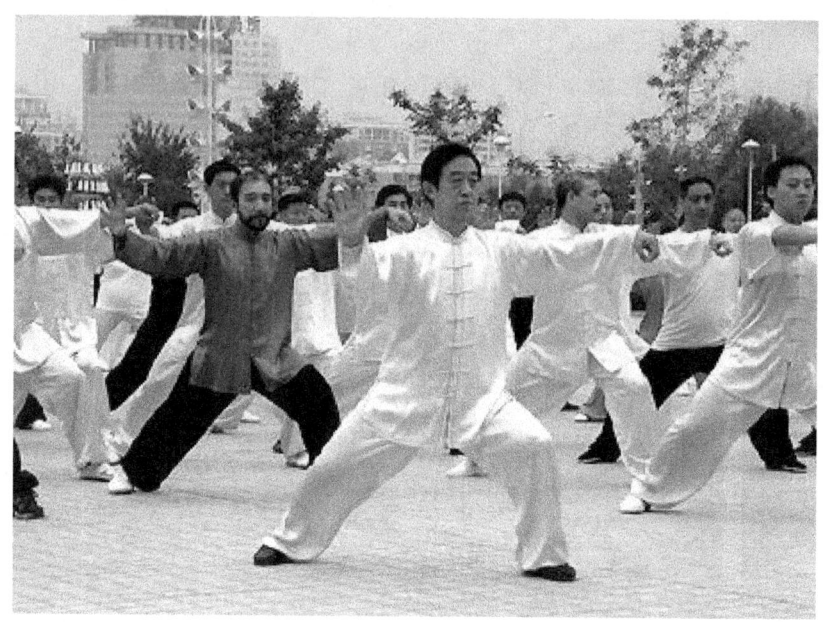

Les 8 formes ont été développées en 1999 par les maîtres de tai chi du fonctionnaire municipal de sport chinois.

Les huit ensembles sont évolués à partir de la nécessité d'initier les débutants à un ensemble de mouvements qui sont faciles à pratiquer et qui aideront l'élève à apprendre les formes standard. Ainsi une façon de pratiquer sans la nécessité d'un grand espace pour la pratique.

Les noms et les fonctions d'ensemble de cette forme sont faciles et rapides à apprendre, ainsi cette forme englobe les mouvements majeurs de la grande forme Yang des 103 mouvements.

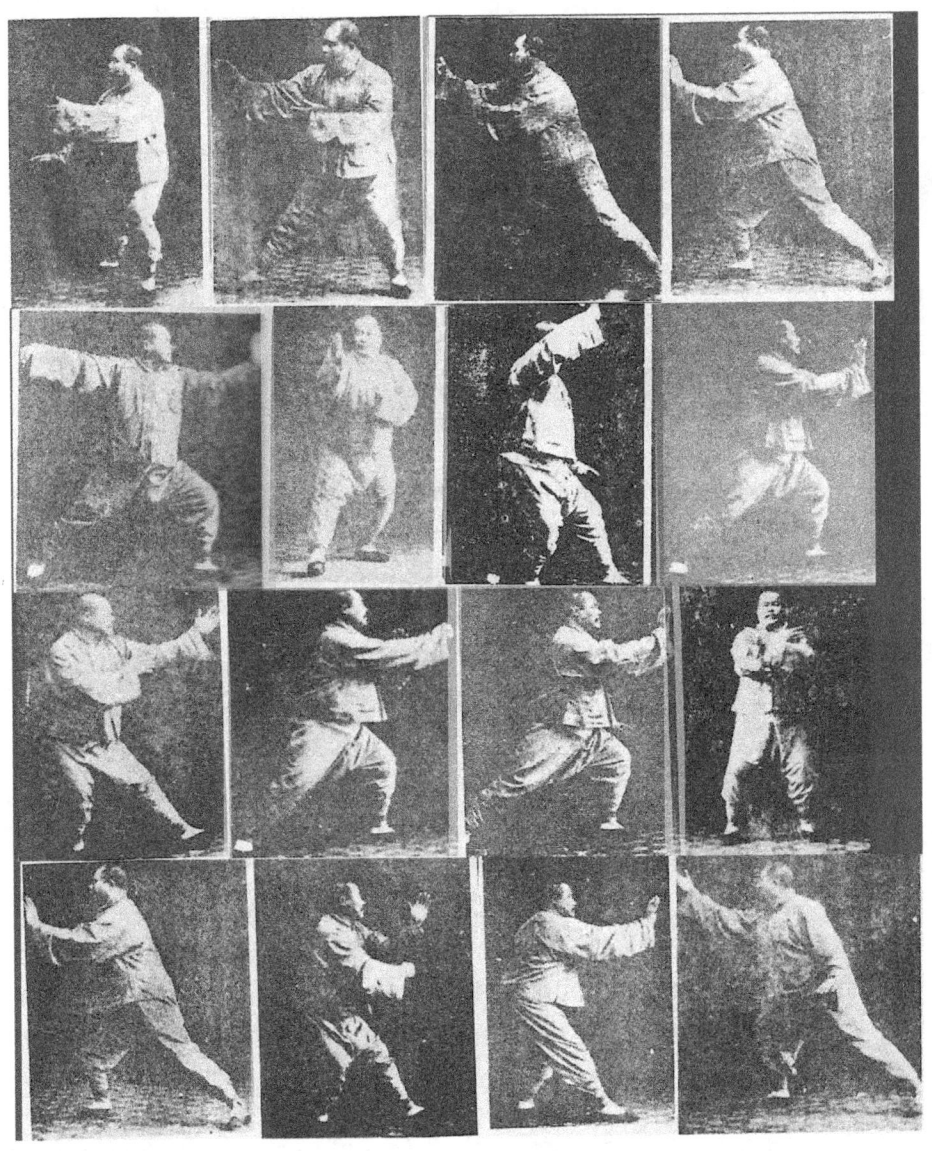

Yang cheng fu dans des postures de la forme Yang

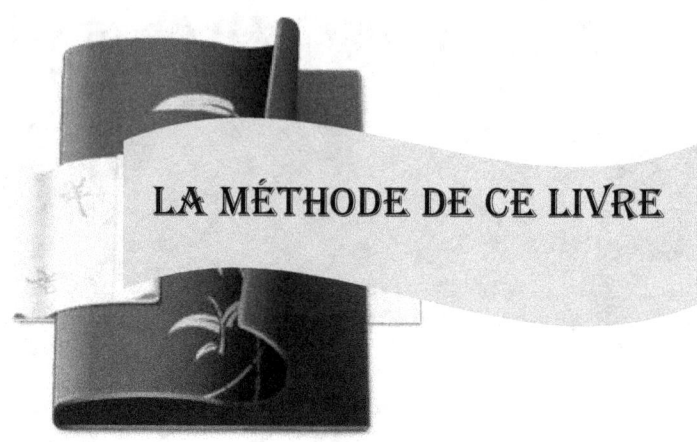

LA MÉTHODE DE CE LIVRE

Le contenu de ce livre englobe trois branches énergétiques; Zhan Zhuang, Ba Duan Jin et tai chi chuan, présenté d'une manière thématique divisé en huit parts, dont chaque part constitue «**un pas**».

A travers chaque pas on va apprendre petit à petit:

1. Une figure de Zhan Zhuang avec ces effets thérapeutiques.
2. Un exercice des 8 brocards (Ba Duan Jin).
3. Un mouvement de tai chi chuan de la forme huit.

Chaque **pas** doit être bien étudié et bien maitrisé avant de passer au **pas** suivant. Il faut faire preuve de patience et vivre avec les mouvements et sentir leurs bienfaits sur le plan corporel et mental sans aucune précipitation.

L'important c'est le voyage, pas la destination

Un **pas** peut durer le temps nécessaire pour une maitrise du geste. Ainsi durant l'apprentissage du Tai Chi Chuan et des Ba Duan Jin il est important de refaire les mouvements du début de l'enchaînement jusqu'à en arriver au nouveau mouvement: de cette maniéré la mémorisation sera optimale.

Donc en tout il y a huit **pas** et le choix de ce chiffre n'est pas arbitraire ...

En effet, en Chine le chiffre 8 (qui se prononce "ba", ce qui est proche de "fa") symbolise éternité et prospérité qui est aussi en lien avec les hexagrammes du Yi King.

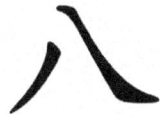

Le chiffre huit chinois (Ba)

Vers la fin de cet apprentissage avec une pratique sérieuse et un entrainement régulier vous aurez maitrisé huit différentes figures de Zhan Zhuang, les huit pièces de brocard et le tai chi chuan de la huitième forme.

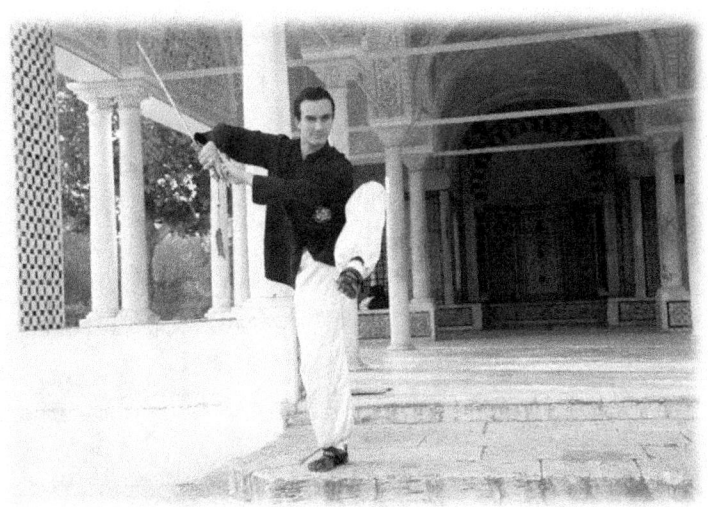

Bonne pratique à tous

Mohamed Ghariani

1ERE PAS
Yī (1)

☯ 1ère posture : Position de repos
Préparation

☯ Soutenir le ciel avec les mains régularise les 3
réchauffeurs.
☯ qǐ shì (起 势) ouverture
☯ 一juǎn gōng shì (卷 肱 势)
Repousser le singe

Zhan Zhuang

1ère posture : Position de repos

Préparation

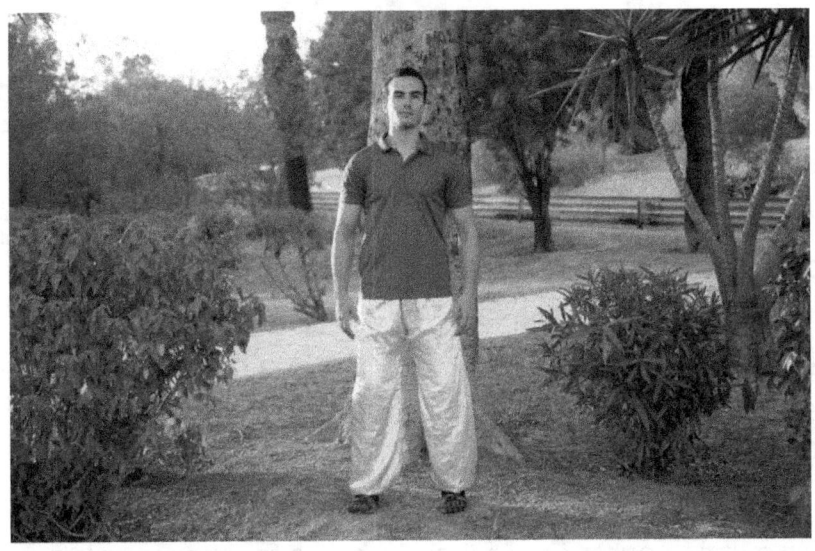

Lorsqu'on se tient debout, il faut d'abord se calmer, se dresser naturellement. Les talons sont collés, les pointes des pieds sont tournées vers l'extérieur, les pieds formant un angle d'environ 60°. Ensuite, on laisse pendre les mains vers le bas et on se redresse un peu ce qui permet de détendre tout le corps. On écarte alors les pieds qui peuvent être parallèles ou en forme de huit chinois. Les pieds sont écartés à largeur d'épaules (les débutants peuvent écarter un peu plus). Les genoux sont légèrement pliés, le corps s'abaisse légèrement (comme si on était assis sur un grand tabouret, une fois le tabouret retiré, on garde la même position). Les coudes sont légèrement courbés et tirés vers le haut et l'extérieur afin d'étendre les nerfs et les tendons, les mains sont tendu naturellement ou l'une contre l'autre au niveau du nombril. Les épaules doivent être droites. Pour toutes les articulations du corps, on doit avoir une intention de courbure sans courber.

La tête: la tête doit être droite, le menton légèrement rentré, la nuque est droite. Le sommet du crâne est comme tiré vers le haut par un fil, mais il faut pousser vers le haut sans pousser. Pour le visage, on doit avoir l'intention de sourire sans sourire.

Les pieds: les pieds sont posés à plat. Il faut avoir l'intention d'accrocher le sol avec les orteils. La paume des pieds doit être vide. Les genoux sont légèrement pliés et tirés vers le haut. Il faut utiliser l'intention sans forcer.

La poitrine et l'abdomen: la colonne vertébrale doit être naturellement droite. Les épaules et les fesses sont droites. La poitrine est creusée et large, le ventre est détendu.

Les dents: les mâchoires sont en contact comme si on tenait quelque chose dans la bouche, mais il ne faut fermer la bouche en forçant.

La langue: le bout de la langue est légèrement enroulé, on pousse sans pousser mais il ne faut pas toucher le palais.

La bouche et le nez: la respiration doit être régulière et silencieuse. La bouche est légèrement ouverte et laisse apparaître une fine crevasse. Il ne faut pas retenir son souffle ni chercher à le prolonger.

Les yeux: les yeux regardent vers l'avant et légèrement vers le haut. On regarde au loin comme pour observer un paysage caché ou invisible. Les yeux peuvent aussi être légèrement fermés.

Les oreilles: l'esprit est concentré, la respiration est calme. On a l'impression que l'on peut entendre tous les bruits même les plus légers. Cet état d'esprit correspond à ce que Wang Xiangzhai appelait "contenir son esprit et écouter une pluie fine".

I. Soutenir le ciel avec les mains régularise les 3 réchauffeurs.

1. Ecarter le pied gauche du pied droit de la largeur des épaules.

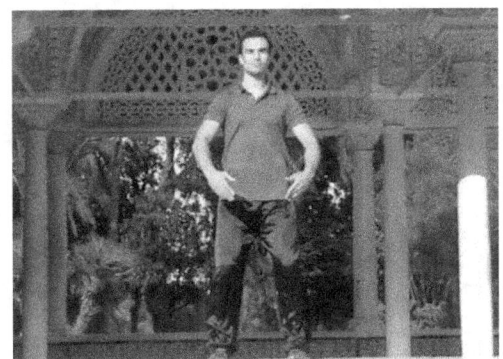

2. Joindre les mains, paumes vers le haut.

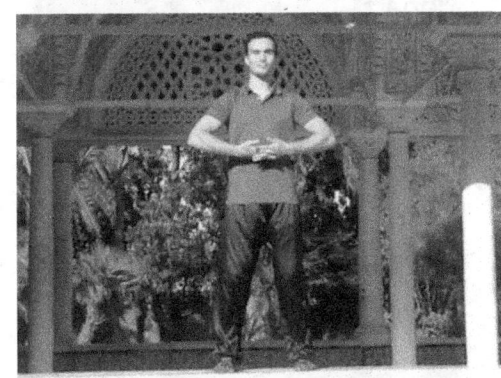

3. Monter les mains, pivoter des paumes au niveau visage et les monter au-dessus de la tête. Étirement en poussant vers le ciel. [Inspiration]

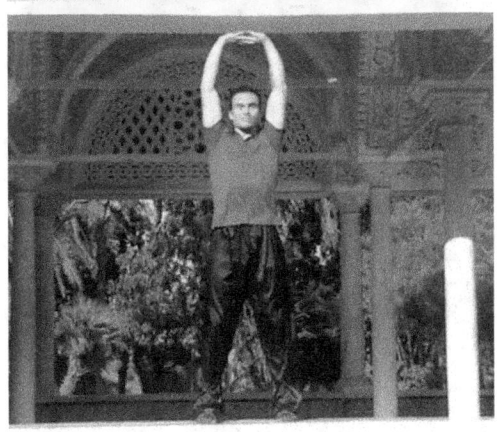

4. Revenir à la position de départ en ramenant les bras sur le côté le long du corps. [Expiration]

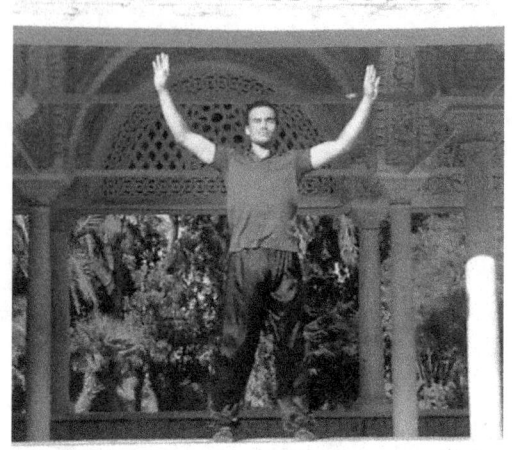

5. Revenir à la posture de départ.
Cela constitue un cycle.

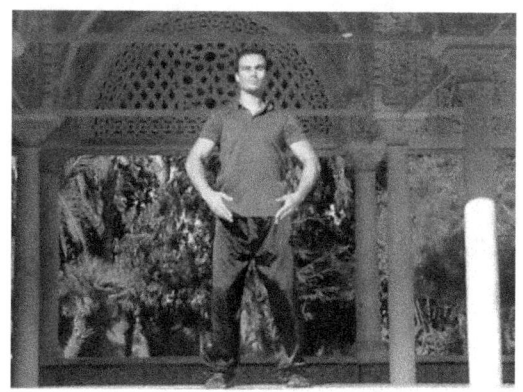

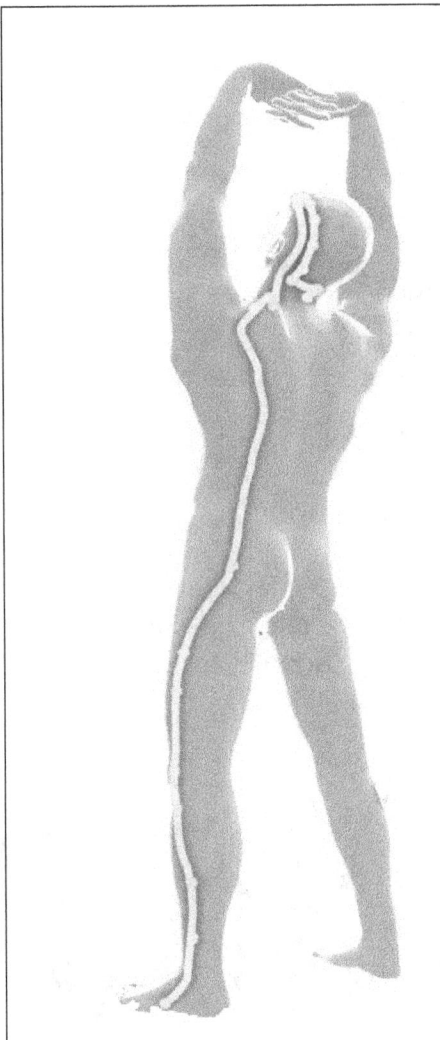

Régulariser le sanjio (triple réchauffeur): le méridien du triple réchauffeur est lié aux trois régions (ou foyers): au-dessus du diaphragme, entre le diaphragme et le nombril, entre le nombril et le pubis. Les rôles respectifs de ces trois régions sont: la respiration, la digestion, l'élimination. Le Sanjiao va de l'annulaire à la tête et rejoint le méridien de la vésicule biliaire. Le fait d'étirer et de baisser les bras active et régularise le Qi dans le sanjiao.

Effets: régularise les 3 foyers, libère les poumons et combat la fatigue; combat les douleurs du dos.

Tai chi Chuan

qǐ shì (起 势) ouverture

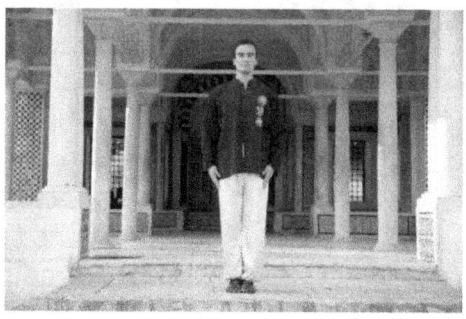

1. Se tenir droit de façon naturelle, la tête et le cou droits, le menton légèrement rentré, les pieds rapprochés, les bras relaché. Etre attentif et concentré, respirer de façon naturelle. Regard droit un peu vif sans rien fixer en particulier.

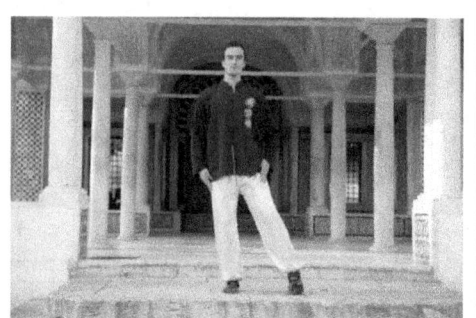

2. Séparer le pied gauche du droit.

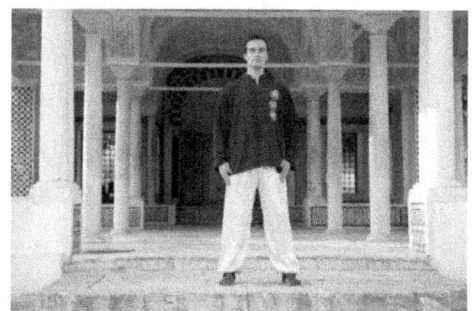

3. Descendre le pied gauche à l'écart de la largeur des épaules.

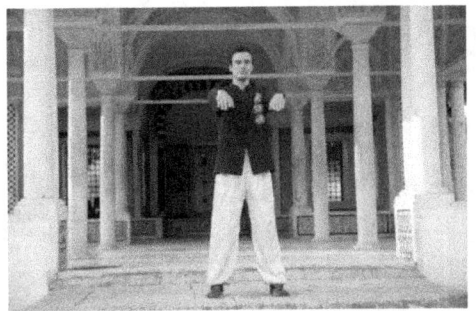 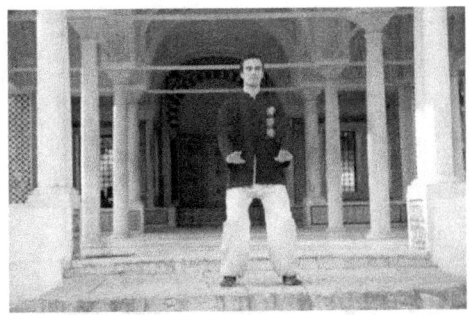

4. Lever lentement et horizontalement les bras en avant, à la largeur des épaules, les paumes de la main vers le bas.
Rejoignant le niveau des épaules, les doigts légèrement courbés et écartés, les paumes rentrées.

5. Maintenir les poignets et les coudes détendus dans leurs mouvements vers le bas, relâcher les épaules tout en maintenant le torse droit, plier lentement les genoux jusqu'à la position demi-accroupie. Simultanément exercer une légère pression pour abaisser les mains.

一 yī (1)

juǎn gōng shì (卷 肱 势) Repousser le singe

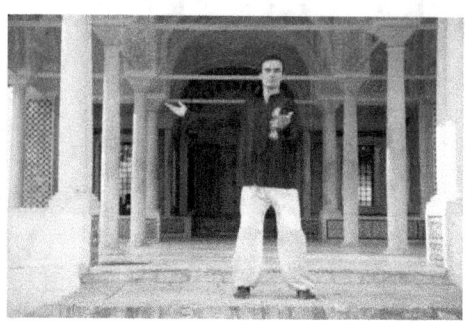

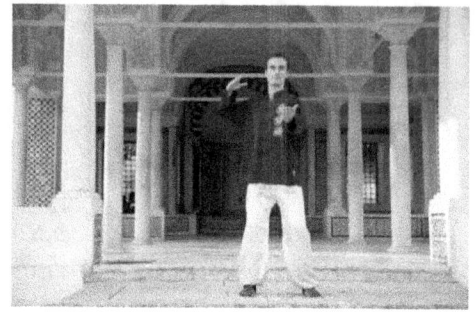

1. Lever la main droite en arrière en exécutant un arc qui commence de la position avant, passant par la hanche droite, arrivant en haut en arrière dans l'angle incliné.
Les paumes de la main droite sont obliquement tournées dans la même direction vers le haut. Simultanément la paume de la main gauche avant tourne vers le haut.

2. Plier le bras droit et ramener la main droite devant l'oreille tout en continuant dans un mouvement linéaire en avant.

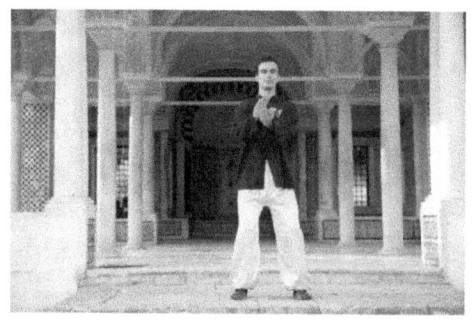

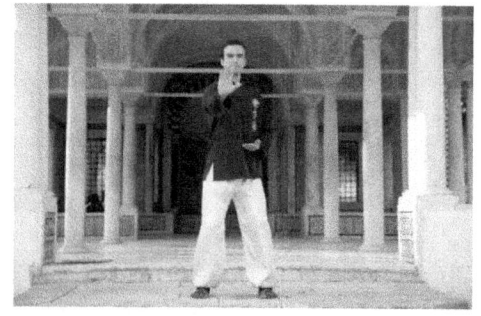

3. Poursuivre le mouvement de la main droite en avant et dresser lentement la paume afin qu'elle

4. Poursuivre le mouvement de la main droite afin qu'elle ne dépasse pas la hauteur des épaules et qu'elle

soit dirigée en avant
En même temps tirer légèrement le bras gauche vers le bas.

ne soit pas très tendue.
La main gauche au niveau de la hanche gauche, paumes vers le haut.

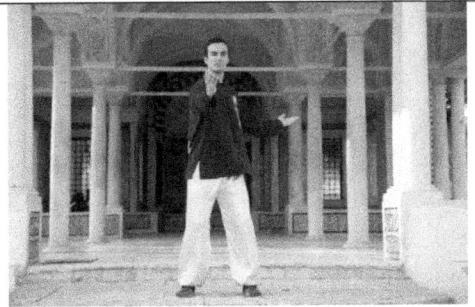

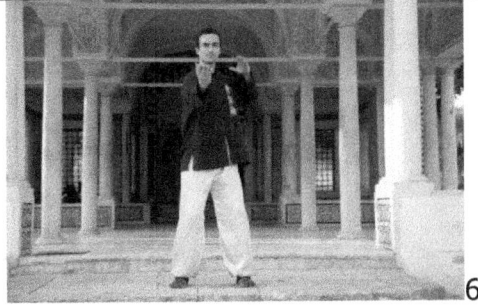

6.

5. Les mêmes enchaînements avec l'autre main.
Lever la main gauche en arrière en exécutant un arc qui commence de la position avant passant par la hanche gauche, arrivant en haut en arrière dans l'angle incliné.
Les paumes de la main gauche tournent obliquement vers le haut.
Simultanément la paume de la main droite avant tourne vers le haut.

Plier le bras gauche et ramener la main gauche devant l'oreille tout en continuant dans un mouvement linéaire en avant.

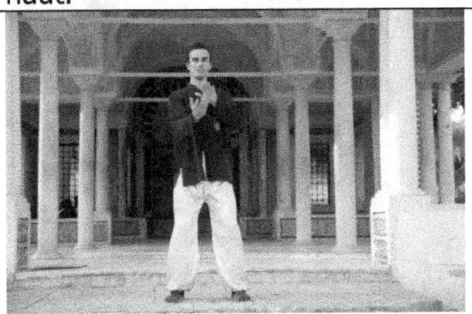

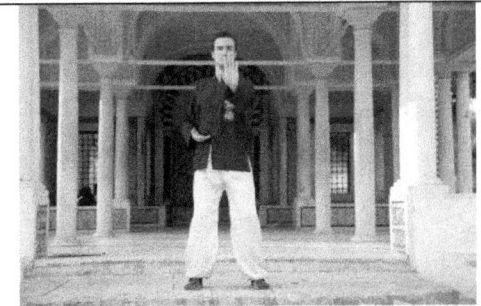

7. Poursuivre le mouvement de la main gauche en avant et dresser lentement la paume afin qu'elle soit dirigée en avant.
* en même temps tirer légèrement le bras droit vers le bas.

8. Poursuivre le mouvement de la main gauche afin qu'elle ne dépasse pas la hauteur des épaules et qu'elle ne soit pas très tendue.
*la main droite au niveau de la hanche droite, paumes vers le haut.

2ÈME PAS

二 ÈR (2)

☯ **2ème posture :** Supporter / appuyer
Pour fortifier le système immunitaire

☯ Viser l'aigle très loin renforce la taille et les
reins.

☯ lǒu xī ào bù (搂 膝 拗 步)
Brosser le genou

Zhan Zhuang

2ème posture: Supporter / appuyer

Pour fortifier le système immunitaire

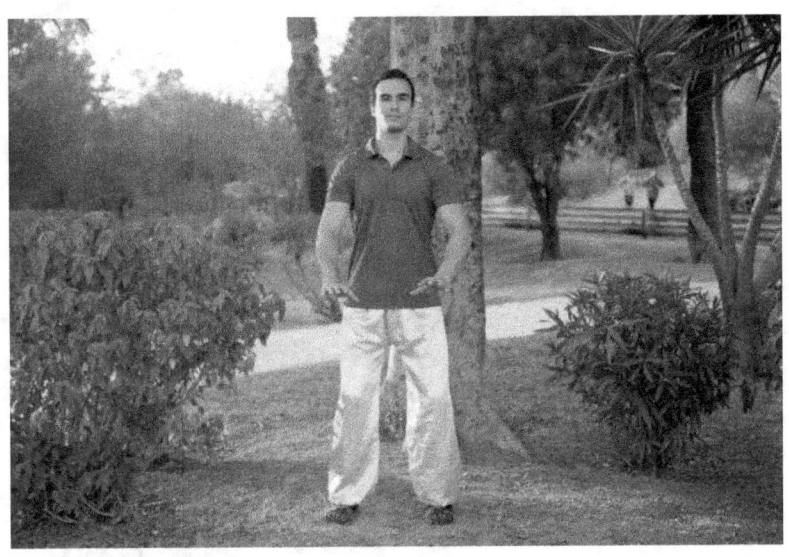

Les bras sont légèrement levés, les doigts écartés, un peu courbés, et pointés vers l'avant. Les mains se situent au niveau du nombril, les paumes vers le bas. Il faut avoir l'impression de supporter ou d'appuyer sur un ballon qui flotterait sur l'eau. Les autres conditions correspondent à celles requises par la posture lever / soutenir.

II.   Viser l'aigle très loin renforce la taille et les reins.

1. Ecarter les pieds à la largeur des épaules.

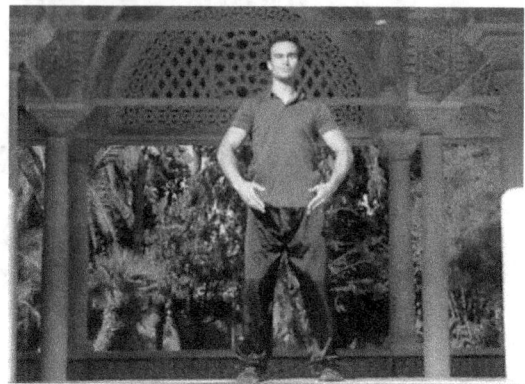

2. Déplacer le pied gauche.

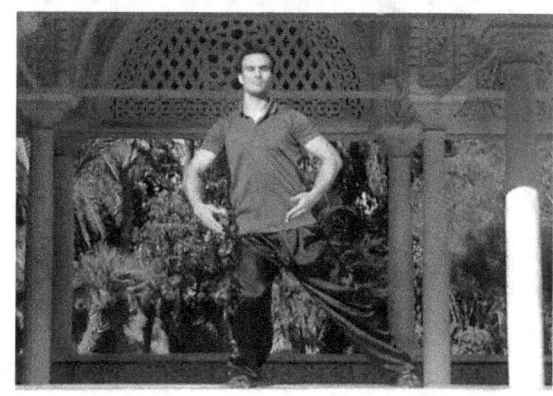

3. Fléchir les genoux. Remonter les bras devant, les croiser à hauteur de la poitrine, bras gauche près du corps (main droite devant la gauche). [Inspiration]

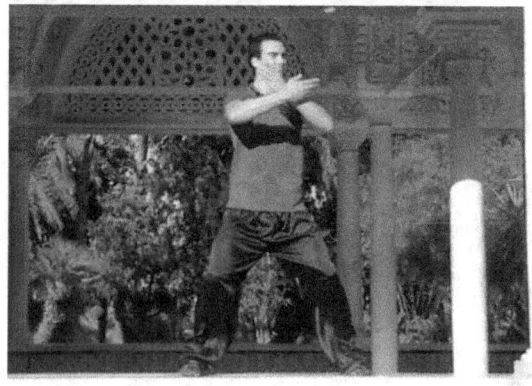

4. Déployer le bras gauche (comme pour tenir un arc),
index et majeur tendus, les autres doigts repliés. Tourner la tête vers la gauche (viser l'aigle très loin). En même temps le poing droit se referme (comme pour saisir la corde) et se rapproche de l'épaule droite, le coude à l'horizontale. Fléchir les genoux. [Expiration]

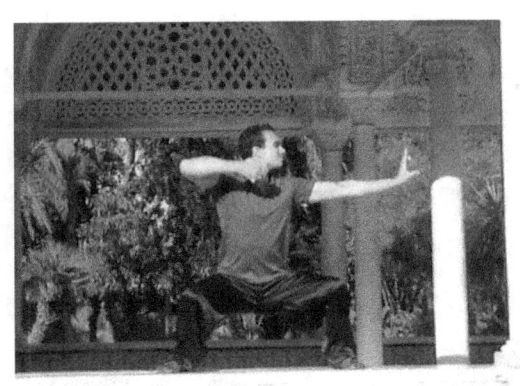

5. Ramener la main pliée sur le côté droit.

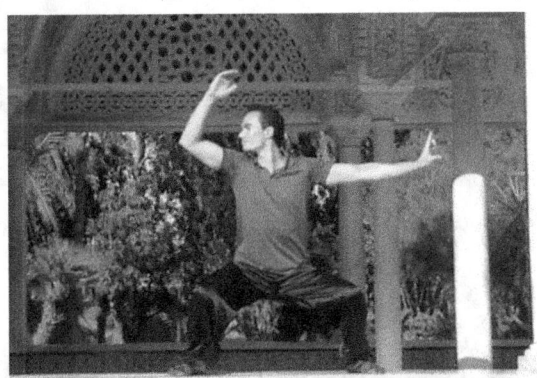

6. Partager le corps sur la jambe droite.
Et descendre le bras sur les côtés.

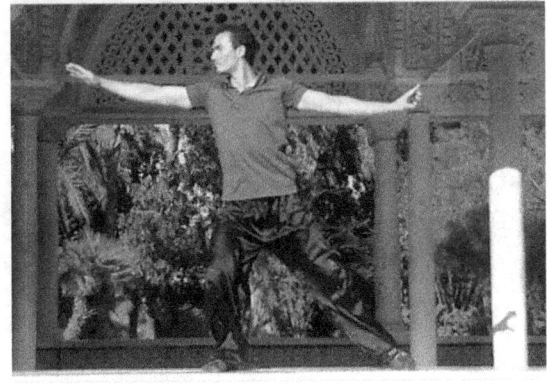

7. Revenir au centre, les genoux remontent. Recommencer de l'autre côté.

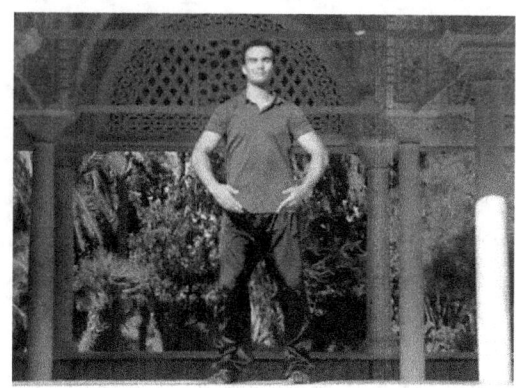

8. Alterner le même mouvement à droite. Ecarter le pied droit vers le côté droit.

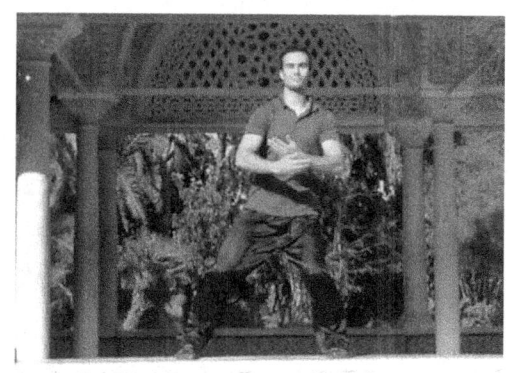

9. Fléchir les genoux. Remonter les bras devant, les croiser à hauteur de la poitrine, bras droit près du corps (main gauche devant la main droite).
[Inspiration]

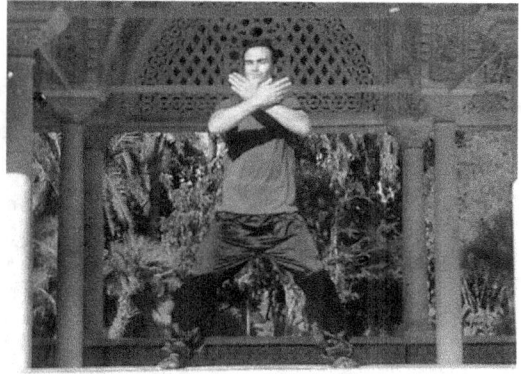

10. Déployer le bras droit (comme pour tenir un arc), index et majeur tendus, les autres doigts repliés. Tourner la tête vers la droite (viser l'aigle très loin). En même temps le poing droit se referme (comme pour saisir la corde) et se rapproche de l'épaule gauche, le coude à l'horizontale. Fléchir les genoux. [Expiration].

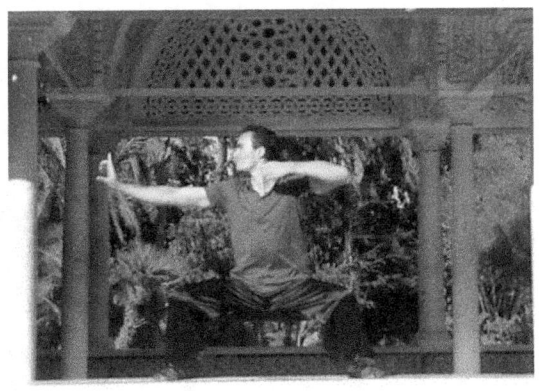

11. Ramener la main pliée sur le côté gauche.

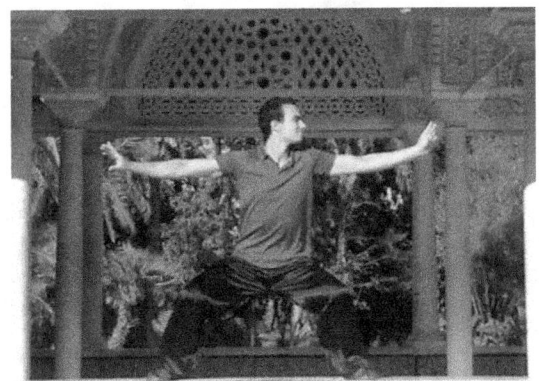

12. Partager le corps sur la jambe gauche. Et descendre le bras sur les côtés.

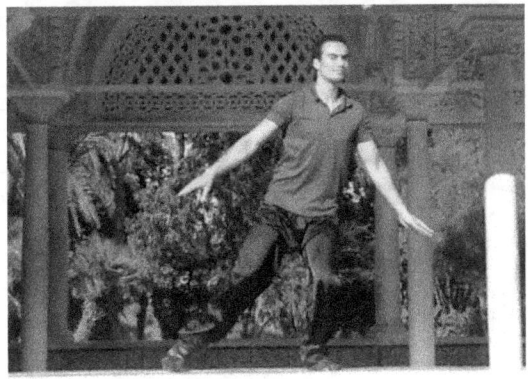

13. Revenir à la posture initiale.
Cela constitue un cycle.

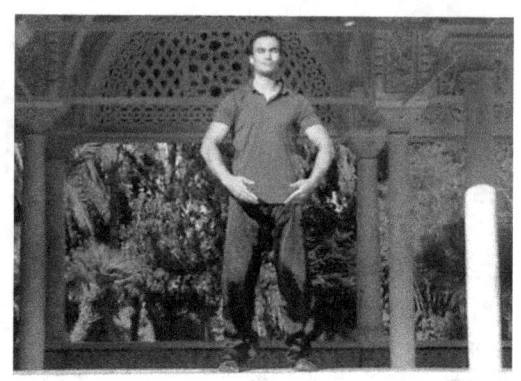

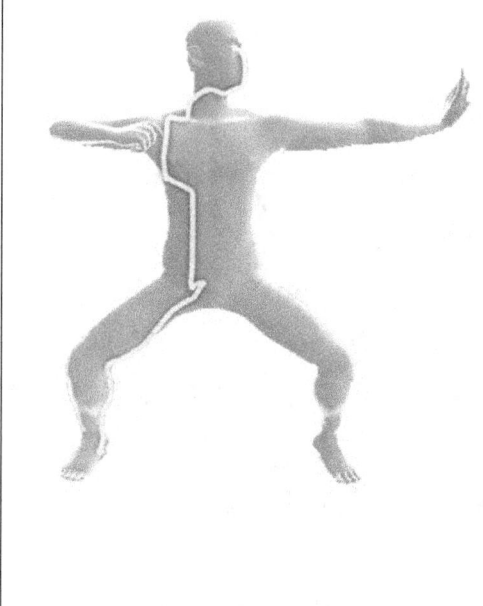

La position assise du tireur à l'arc active la partie basse du corps (région coxo-fémorale) et renforce le Qi des reins.
Le geste d'ouverture en abaissant le corps facilite la circulation du bas vers le haut.
Effets: améliore la respiration et les fonctions circulatoires.
Tonifie le Qi des reins.

二 èr (2)

lǒu xī ào bù (搂 膝 拗 步) Brosser le genou

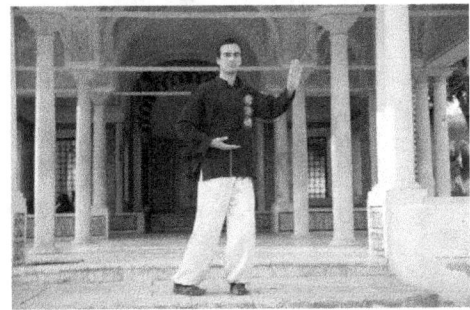

1. Porter le poids du corps sur la jambe gauche, effectuer une légère rotation de buste en angle 45° et pivoter le talon droit dans ce même sens.

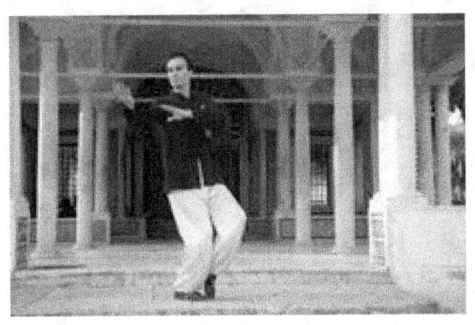

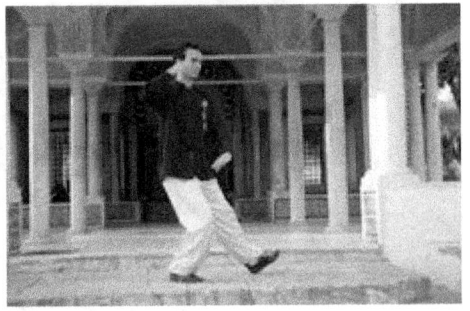

2. Partager le poids du corps vers la jambe droite tout en amenant le pied gauche vers la face interne du pied droit, la pointe du pied touchant le sol. En même temps baisser la main gauche jusque devant la partie droite de la poitrine, la paume tournée vers le bas. Regarder la main droite.

3. Avancer le pied gauche obliquement vers la gauche, le talon posé au sol. En même temps, ramener la main gauche vers l'épaule droite, et baisser la main gauche jusqu'au-devant la hanche gauche.

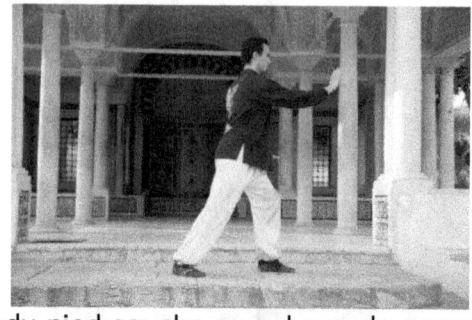

4. Poser la plante du pied gauche au sol avec le genou plié et la jambe droite tendu (pas de l'arc) , tourner le torse vers la gauche, pousser la main droite en avant en passant devant l'oreille droite, à la hauteur du nez. La main gauche effleure le genoux gauche et s'arrête, la paume tournée vers le bas, à côté de la hanche gauche. Regarder la main droite.

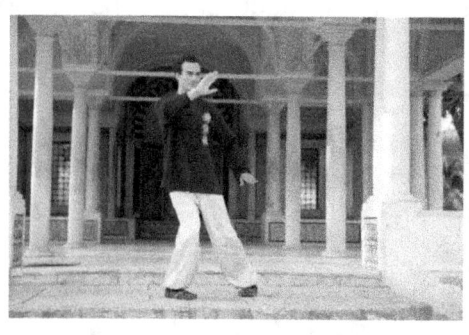

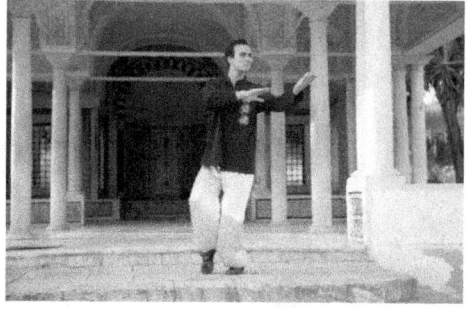

6. Refaire le même mouvement dans l'autre sens: lever la main gauche en haut et tourner la paume droite vers le bas.

7. Partager le poids du corps vers la jambe gauche tout en amenant le pied droit vers la face interne du pied gauche, la pointe du pied touchant le sol. En même temps laisser la main gauche devant la partie gauche de la poitrine, la paume tournée vers le bas. Regarder la main gauche.

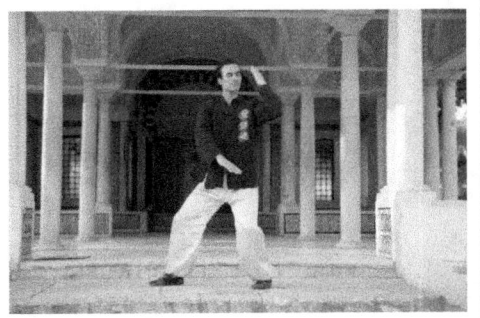 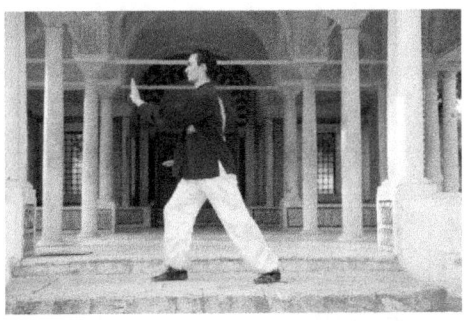

8. Avancer le pied droit obliquement vers la droite, le talon posé au sol. En même temps, ramener la main droite vers l'épaule gauche, et baisser la main droite jusqu'au-devant la hanche droite.

9. Poser la plante du pied droit au sol avec le genou plié et la jambe gauche tendue (pas de l'arc), tourner le torse vers la droite, pousser la main gauche en avant en passant devant l'oreille gauche, à la hauteur du nez. La main droite effleure le genou droit et s'arrête, la paume tournée vers le bas, à côté de la hanche droite. Regarder la main gauche.

3ÈME PAS

三 SāN (3)

☯ 3ème posture : séparer l'eau
Pour guérir la trachéite et les maladies
pulmonaires

☯ Séparer les mains régularise la rate et
l'estomac.

☯ yé mǎ fēn zōng (野 马 分 鬃)
Séparer la crinière du cheval

Zhan Zhuang

3ème posture: séparer l'eau

Pour guérir la trachéite et les maladies pulmonaires

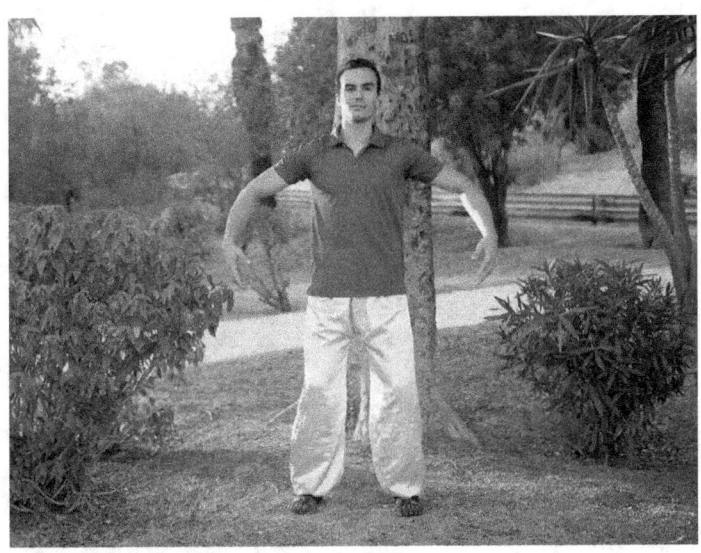

Les bras sont légèrement courbés et étendus naturellement sur les côtés droit et gauche. Les mains sont situées au-dessous de la ligne horizontale du nombril, les doigts sont écartés, les paumes vers l'avant comme si l'on séparait l'eau. Les autres conditions correspondent à celles requises par la posture 1: On tient la tête, la nuque et coccyx droits.

Contracter légèrement les fesses.
Relâcher les épaules.
Fléchir légèrement les coudes et les relever.
Les bras tombent naturellement.
Les aisselles sont à demi couvertes.
Garder une position confortable sans forcer.

III.   Séparer les mains régularise la rate et l'estomac.

1. Pieds parallèles (écartement largeur des épaules).
Monter doucement les mains
au niveau de l'estomac, paume vers le haut.
[Inspiration]

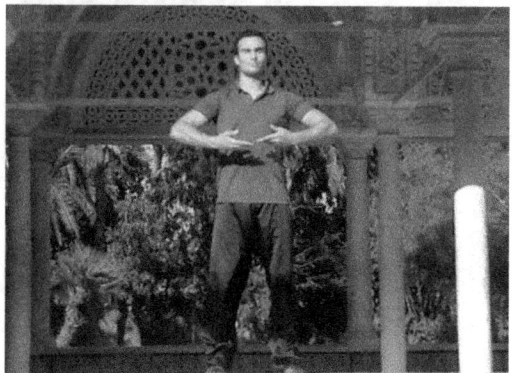

2. Séparer les mains. La gauche monte au-dessus de la tête (paume vers le haut), l'autre main droite descend (paume vers le bas). [Expiration]

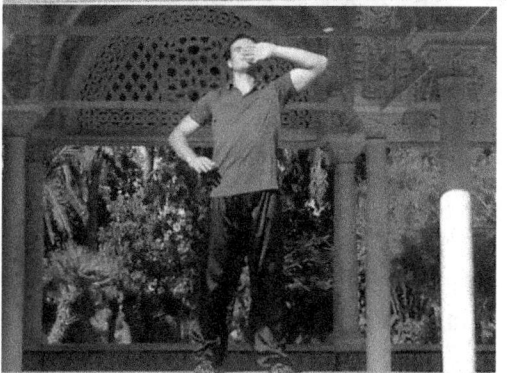

3. Étirer le corps.

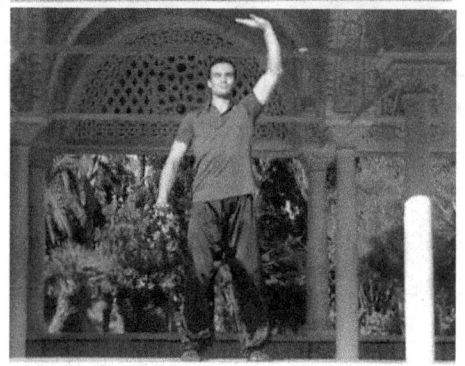

4. Ramener la main droite en bas.

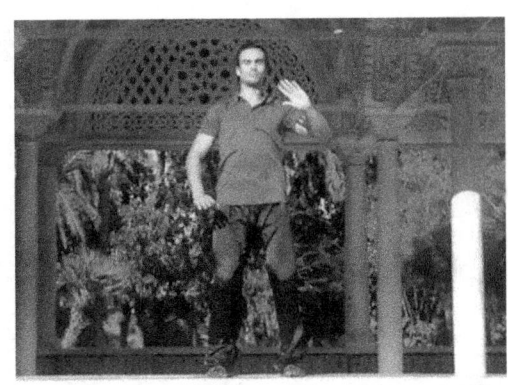

5. Ramener les mains à la hauteur de l'estomac, paumes parallèles. [Inspiration]

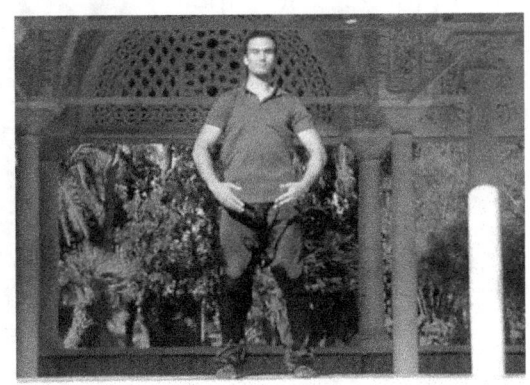

6. Répéter le mouvement en changeant de bras.

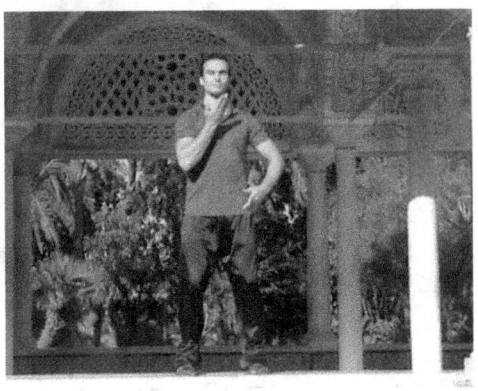

7. Séparer les mains. La main droite monte au-dessus de la tête (paume vers le haut), la main gauche descend (paume vers le bas). [Expiration]

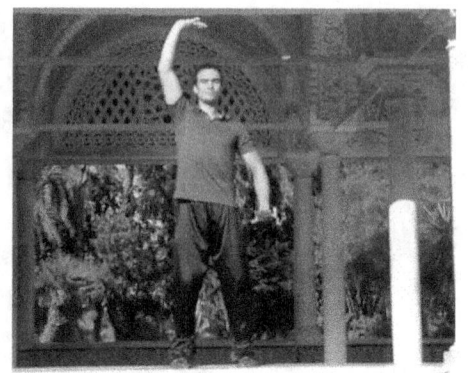

8. Ramener la main droite en bas.

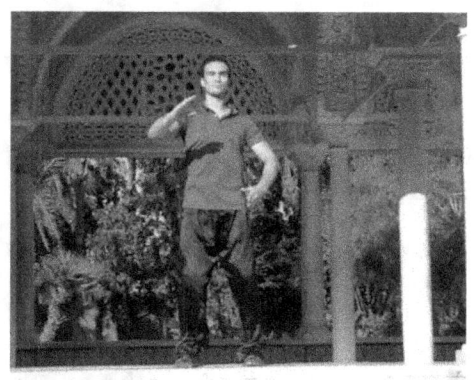

9. Revenir à la posture de départ. Cela constitue un cycle.

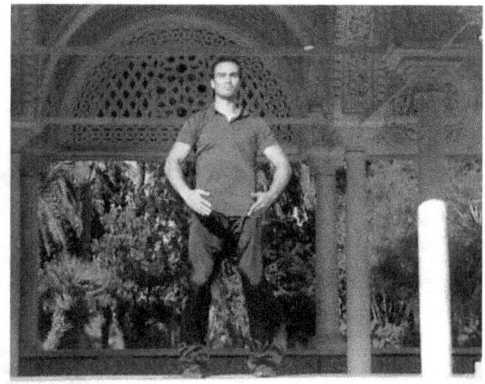

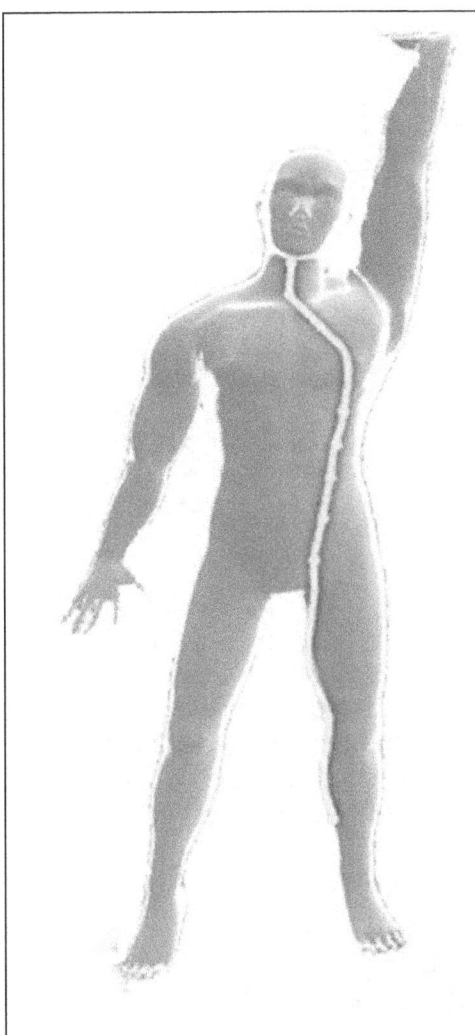

Lever le bras traite la rate et l'estomac: Le méridien de l'estomac (yang) est lié au méridien de la rate (yin).
Le méridien de l'estomac commence à l'aile du nez et se termine sur le deuxième orteil. Celui de la rate commence au gros orteil et finit sous la langue. Le mouvement de montée des bras en poussant sur les jambes active la circulation dans la rate, l'estomac et le foie.

Effets: régule le Qi de l'estomac et de la rate - pancréas.

三 sān (3)

yé mǎ fēn zōng (野 马 分鬃) séparer la crinière du cheval

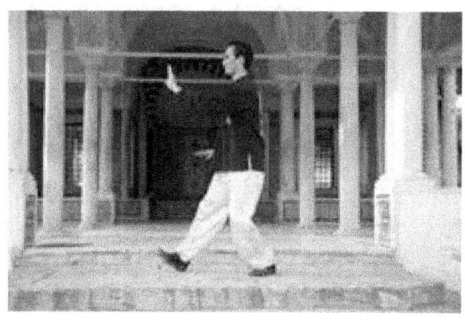

1. Partager le corps en arrière sur la jambe gauche.

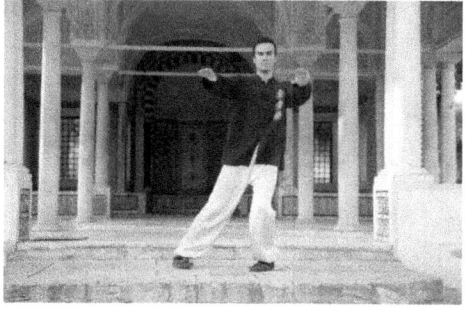

2. Pivoter le corps vers l'avant tout en amenant les deux bras dans le même sens, le poids du corps est sur la jambe gauche.

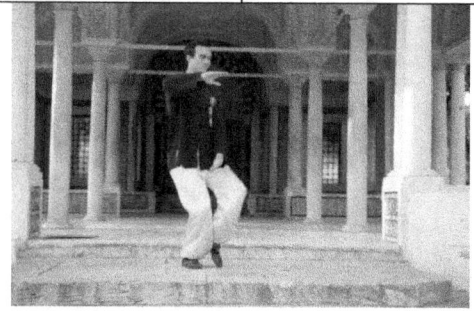

3. Le corps se partage sur la jambe droite, la main gauche décrit un arc vers à droite vers le bas, et ce place en même temps sous la main droite (les paumes se faisant face comme si elles tenaient un ballon), ramener le pied gauche auprès du droit, la pointe du pied au sol.

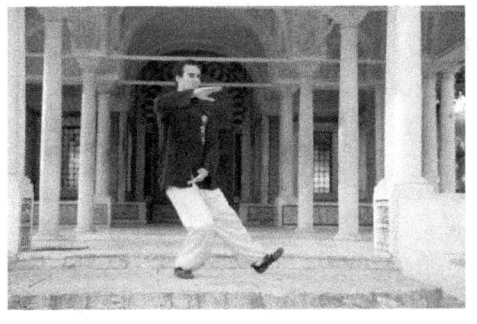

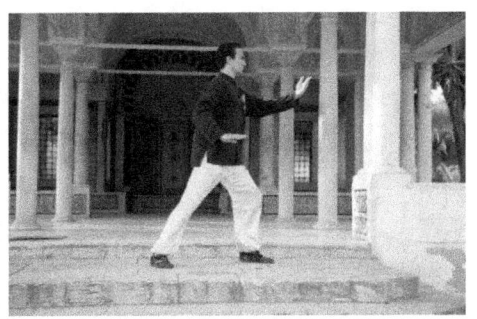

4. Tourner légèrement le torse vers la gauche, tout en avançant le pied gauche vers la gauche, le talon appuyé au sol. Les deux mains commencent à se séparer.

5. Plier le genou gauche en avant, tendre la jambe droite en appuyant le talon sur le sol (pas de l'arc), séparer les deux mains; diriger la main gauche vers le haut, s'arrêtant au niveau des yeux, la main droite vers le bas et à droite s'arrêtant jusqu'à la hauteur de la hanche. Regarder la main gauche

.

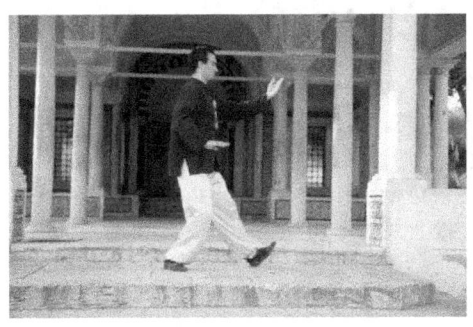

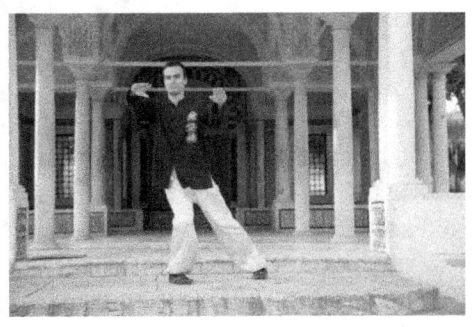

6. Refaire le même mouvement dans l'autre sens: Pivoter le corps vers l'avant tout en amenant les deux bras dans le même sens, le poids du corps est sur la jambe droite.

7. Le corps s'alterne sur la jambe gauche, la main droite décrit un arc vers le bas et se place en même temps sous la main gauche.

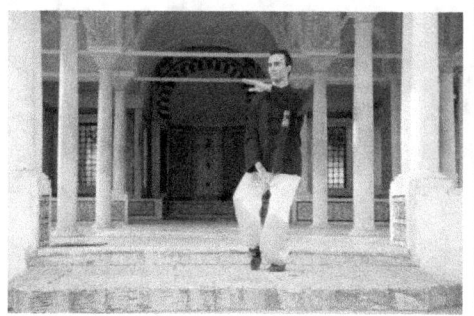

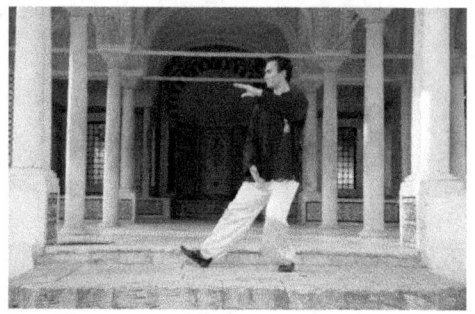

8. les paumes se faisant face comme si elles tenaient un ballon, ramener le pied droit auprès du gauche, la pointe du pied au sol.

9. Tourner légèrement le torse vers la droite, tout en avançant le pied droit vers la droite, le talon appuyé au sol. Les deux mains commencent à se séparer.

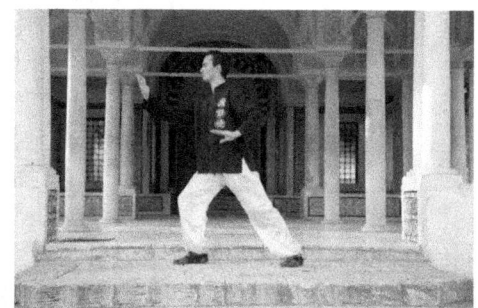

10. Plier le genou droit en avant, tendre la jambe gauche en appuyant le talon sur le sol (pas de l'arc), séparer les deux mains; la main droite se dirige vers le haut et la droite s'arrêtant au niveau des yeux, la main gauche vers le bas et à gauche, s'arrêtant jusqu'à la hauteur de la hanche. Regarder la main droite.

4ÈME PAS
四 SÌ (4)

☯ 4ème posture :
Pour les maladies cardio-vasculaires

☯ Balancer la tête et le fondement apaise le feu
du cœur.
☯ yún shǒu (云 手)
Mouvoir les mains comme des nuages

Zhan Zhuang

4ème posture :

<u>Pour les maladies cardio-vasculaires</u>

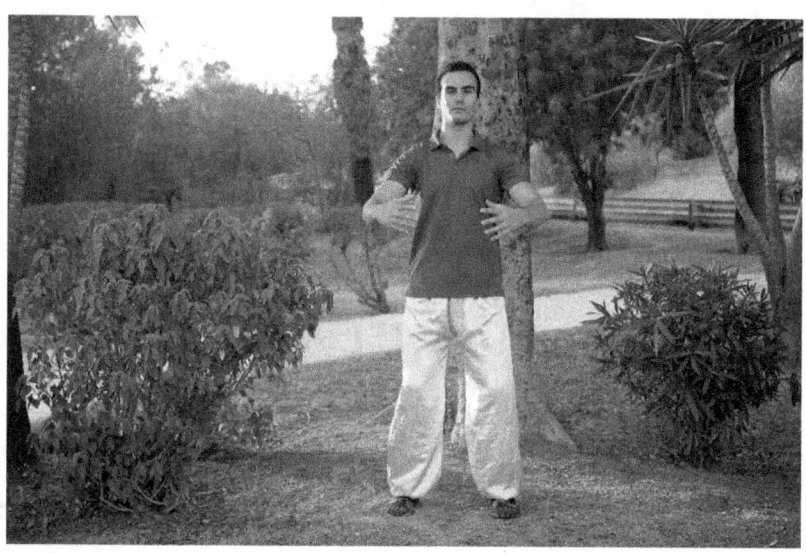

Lever les mains à la hauteur de l'estomac.

Les paumes sont tournées vers l'intérieur, à une vingtaine de centimètres du corps.

Les doigts sont naturellement écartés.

Les yeux sont mi-clos.

Les genoux un peu fléchi d'une façon confortable et naturelle.

IV. Balancer la tête et le fondement apaise le feu du cœur.

1. Ecarter largement le pied gauche, fléchir les genoux. Placer les mains dans le creux des ainés, paumes vers l'arrière.

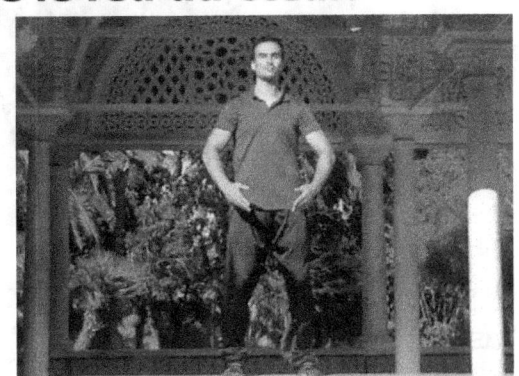

2. Déplacement du pied gauche.

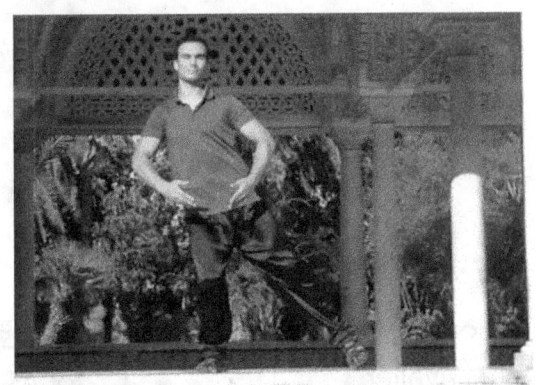

3. Pieds écartés deux fois la largeur des épaules.

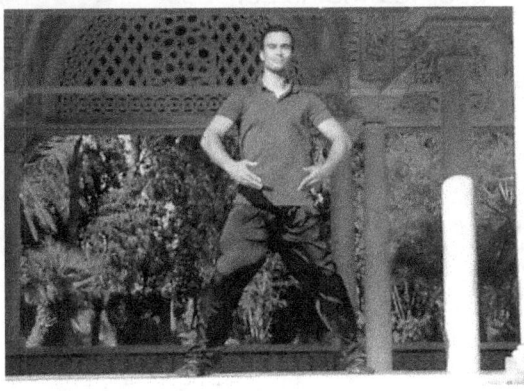

4. Amener les bras vers le haut.

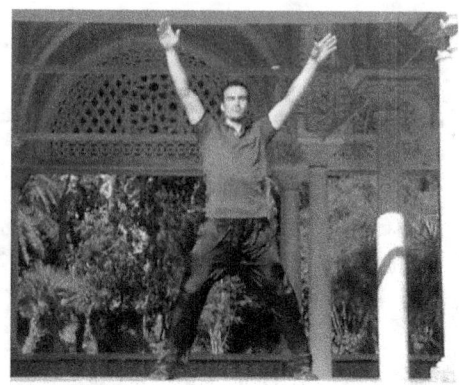

5. Descendre les bras en bas.

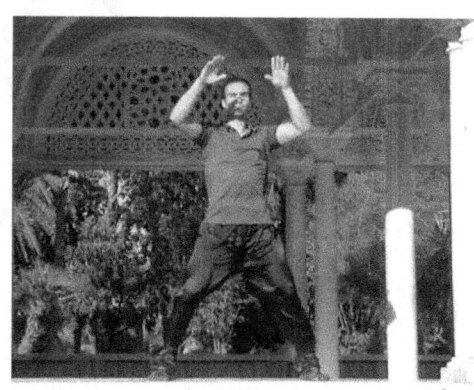

6. Se mettre en position du cavalier.
Poser les mains sur les cuisses.

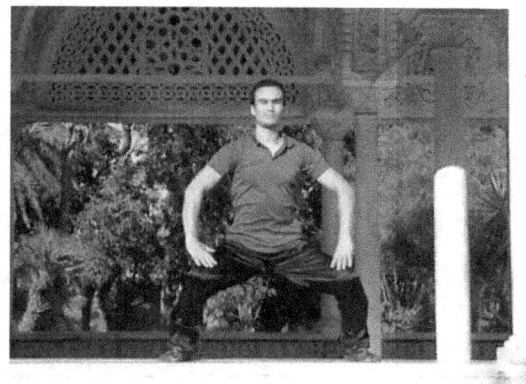

7. Se pencher vers l'avant.
Fléchir le tronc à l'horizontale.

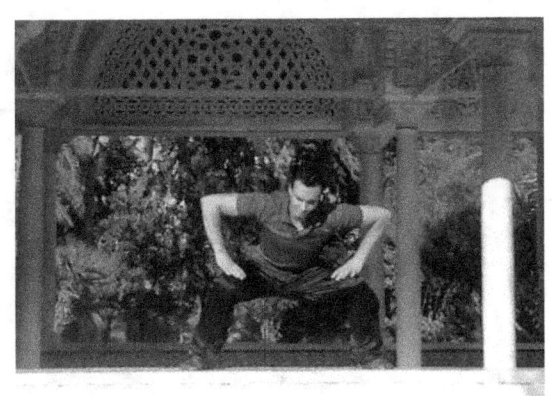

8. Balancer à gauche, étirer le côté droit. Décrire un cercle vers la gauche avec le tronc tout en déplaçant le poids du corps sur la jambe (qui reste fléchie tandis que la droite s'allonge).
Aligner tête, tronc et jambe droite. Les yeux regardent les orteils droits.
[Inspiration]

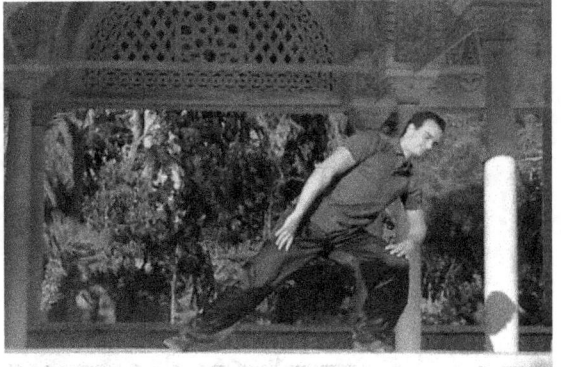

9. Pousser le bassin vers l'avant, le menton et la tête rentrés.

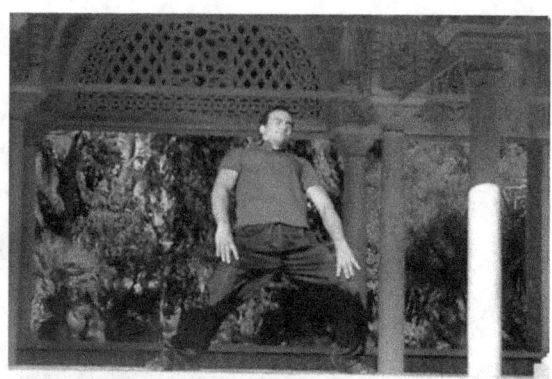

10. Passer sur le côté droit.
Étirer le côté gauche.

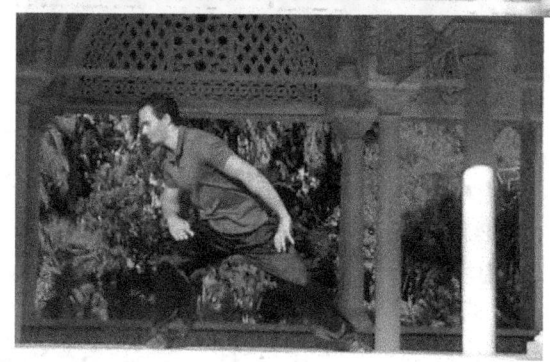

11. Revenir dans la posture initiale.
Revenir au centre, buste à l'horizontale, genoux fléchis. [Expiration]

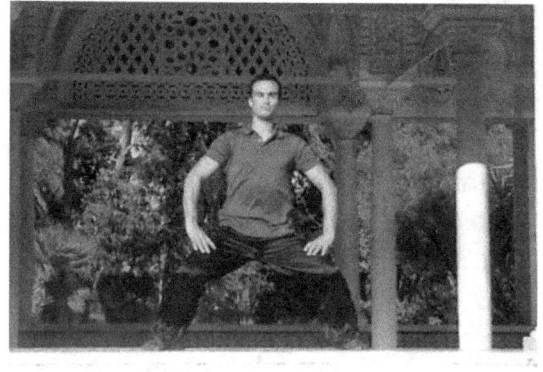

12. Se pencher vers l'avant.
Fléchir le tronc à l'horizontale.
Exécuter le mouvement à droite.

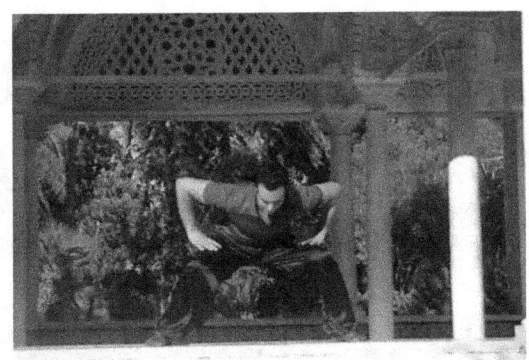

13. Balancer à droite, étirer le côté gauche. Décrire un cercle vers la droite avec le tronc tout en déplaçant le poids du corps sur la jambe droite (qui reste fléchie tandis que la gauche s'allonge). Aligner tête, tronc et jambe gauche. Les yeux regardent les orteils gauches. [Inspiration]

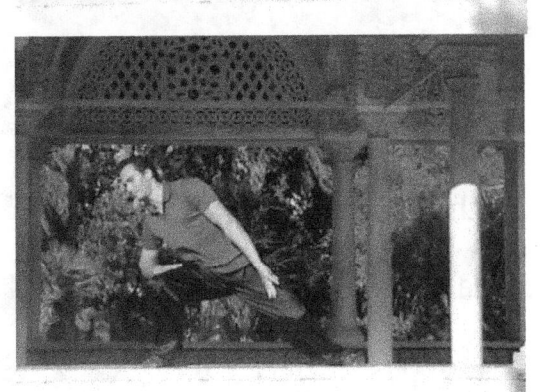

14. Pousser le bassin vers l'avant, le menton et la tête rentrés.

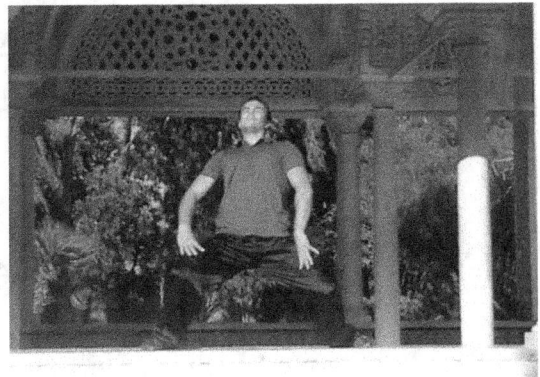

15. Passer sur le côté gauche.
Étirer le côté droit.

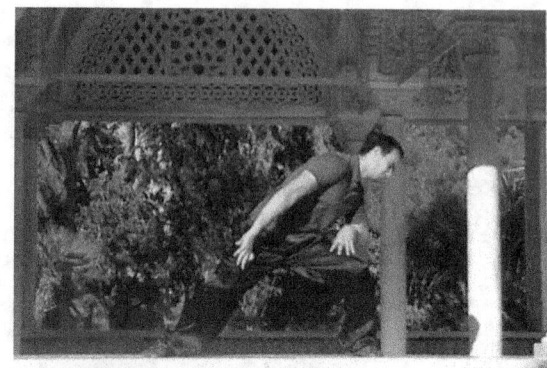

16. Revenir dans la posture initiale.
Revenir au centre, buste à l'horizontale, genoux fléchis. [Expiration]

Cela constitue un cycle.

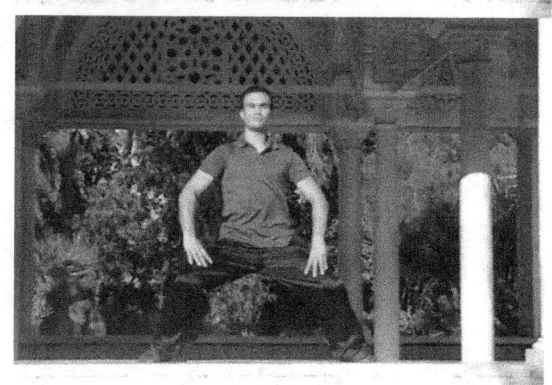

17. Pivoter le poids du corps vers la jambe droite.

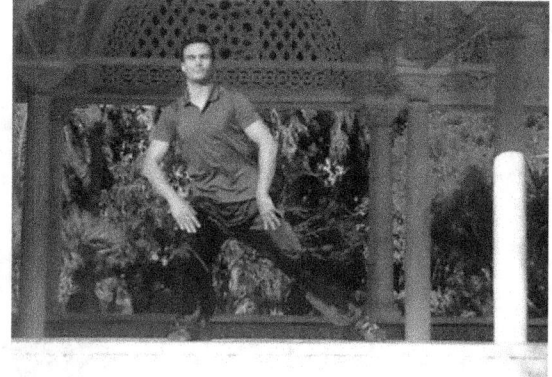

18. Amener les bras vers le haut, puis en bas.

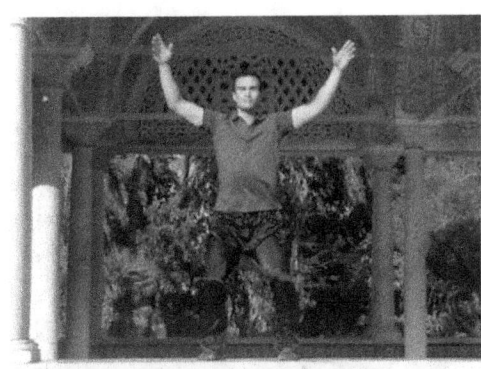

19. Position initiale.

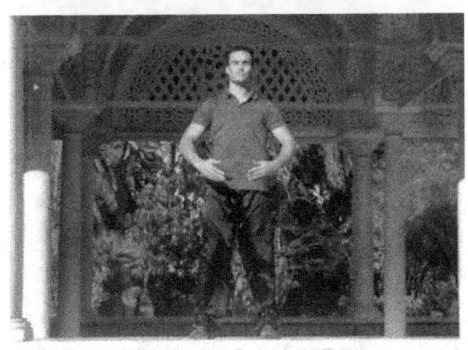

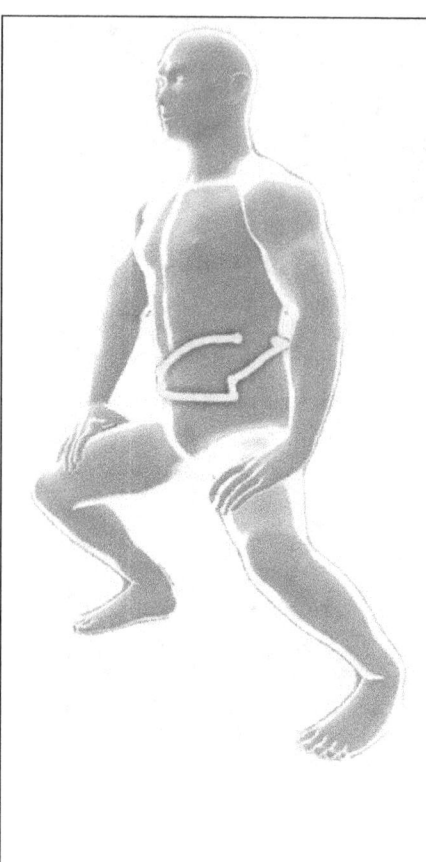

Le feu (excès du cœur) dans le foyer médian et au plexus peut avoir comme origine une mauvaise alimentation, la respiration d'un air vicié ou le manque de sommeil. Le feu est lié au cœur. Le métal est lié aux poumons. Dans la théorie des 5 éléments, le métal absorbe la chaleur du feu. En remuant et ouvrant la cage thoracique avec les bras (méridiens du poumon), on active les poumons et on éteint le feu du cœur.

Effets: diminue le yang, nourrit le yin, calme le corps et l'esprit.

四 sì (4)

yún shǒu (云 手) Mouvoir les mains comme des nuages

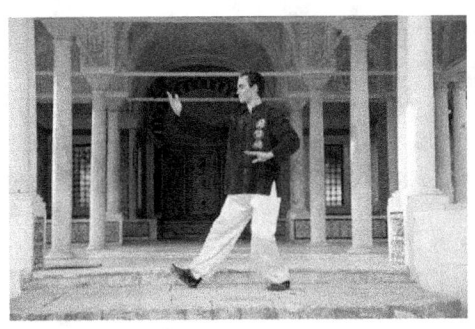

1. Partager le corps en arriére sur la gauche.

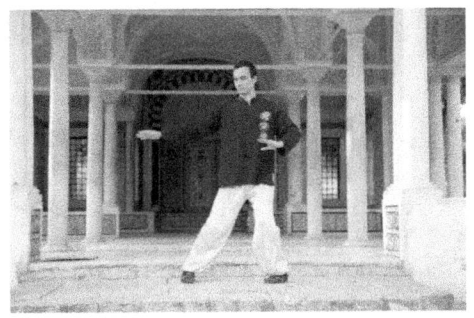

2. Monter lentement la main gauche à la hauteur d'épaule tout en amenant le bras droit en décrivant un arc à gauche.

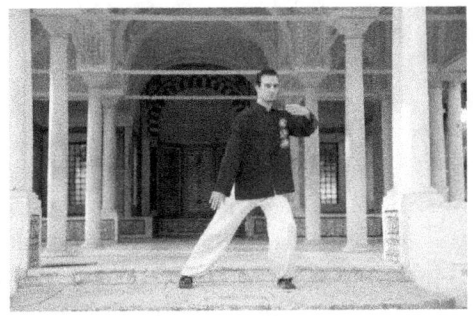

3. Tourer le torce vers la gauche. La main continue le mouvement en arc jusqu'au devant l'abdomen, la paume en bas, regarder la paume de la main gauche et la l'amener vers le visage.

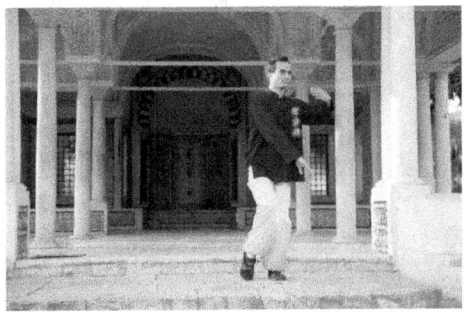

4. Rapprocher le pied droit avec la pointe vers le pied gauche en laissant un espace de 10 à 20 cm.

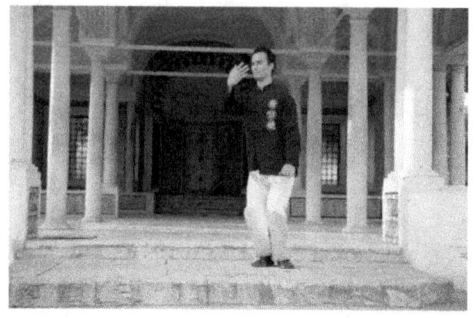

5. Alterner le poids du corps sur la droite toute en inversant l'appuit; le pied gauche sur la pointe et le pied droit sur la plante. Inverser simultanément les mains avec une légere rotation; la main gauche en hauteur vers soi et la droite en bas, la paume vers le sol.
Tourner légèrement le tronc vers la droite. Le regard suit la main en hauteur droite.

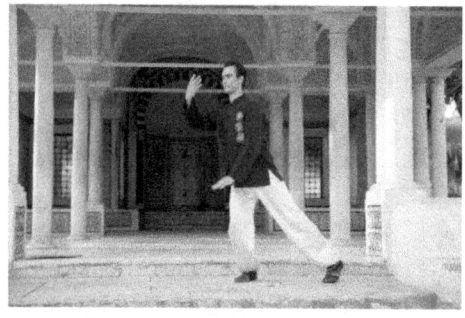

6 Effectuer un pas latéral avec le pied gauche.

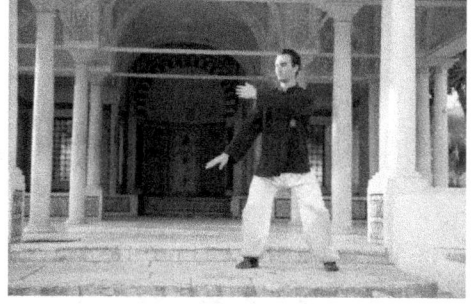

7. Touchant le sol, alterner les deux mains en tournant progressivement la paume droite vers l'extérieur et arrivant en bas et la paume gauche de l'intérieur vers le haut.

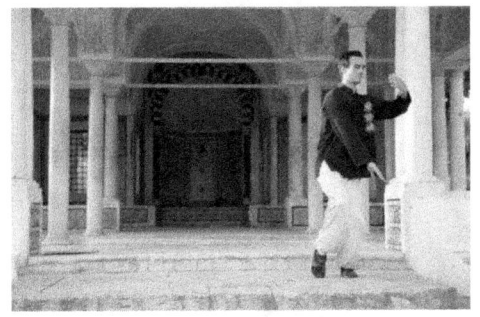

8. Mettre le poids du corps sur la jambe gauche et tourner le tronc vers la gauche. Le regard suit la main gauche qui est tourné vers soi.
Rapprocher le pied droit avec la pointe vers le pied gauche en laissant un espace de 10 à 20 cm.

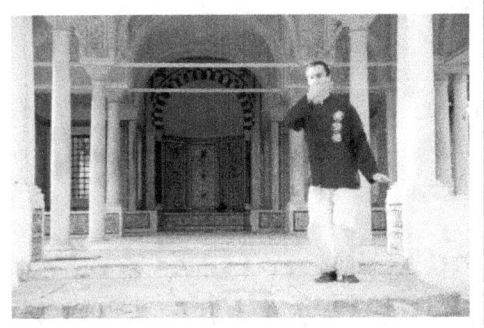

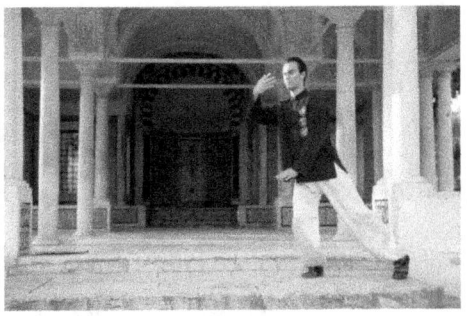

10. Alterner le poids du corps sur la droite toute en inversant l'appuit; le pied gauche est sur la pointe et le pied droit sur la plante. Inverser simultanément les mains avec une légere rotation; la main gauche est en hauteur vers soi et la main droite en bas avec la paume vers le sol.

11. Tourner légèrement le tronc vers la droite. Le regard suit la main en hauteur droite.
Cela constitue une séquence.

5ÈME PAS
五 Wǔ (5)

☯ 5ème posture: se porter / appuyer
Soigner les ulcères, les affections gastriques et les douleurs intercostales

☯ Regarder en arrière éloigne les 5 faiblesses et les 7 blessures.
☯ jīn jī dú lì (金 鸡 独 立)
Le coq d'or sur une patte

Zhan Zhuang

5ème posture: se porter / appuyer

<u>Soigner les ulcères, les affections gastriques et les douleurs intercostales</u>

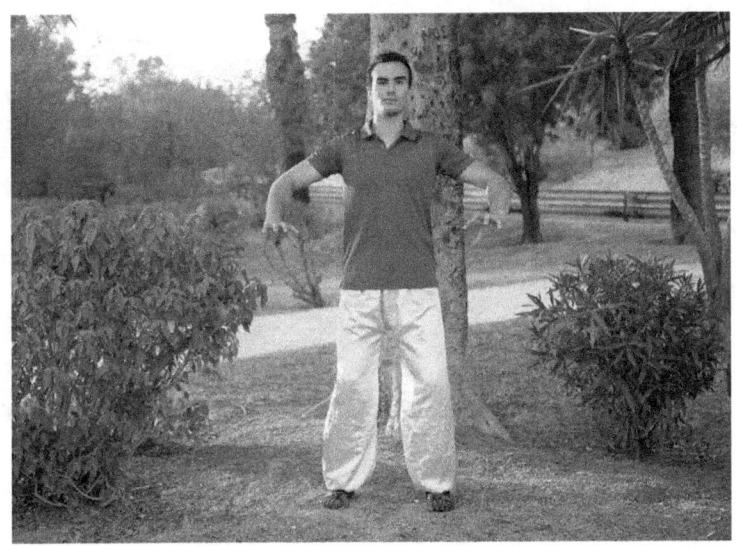

Mains levées à la hauteur du nombril.

Les doigts écartés, légèrement fléchis.

Les paumes tournées vers le bas, sont écartés d'une dizaine de centimètres.

Pointer les coudes vers l'extérieur.

On s'imagine dans l'eau en train d'immobiliser deux ballons avec les mains.

V. Regarder en arrière éloigne les 5 faiblesses et les 7 blessures.

1. Pieds parallèles, bras le long du corps.

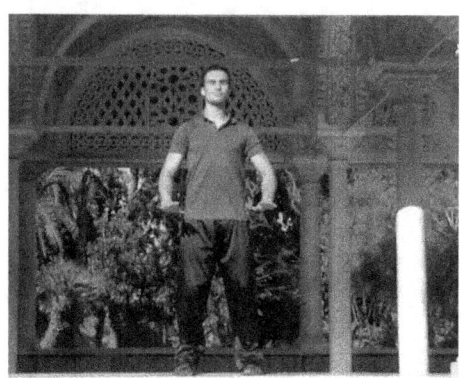

2. Regarder derrière lentement à gauche.
Les paumes des mains vers le haut.
Décontracter la torsion musculaire autour de la colonne (haute et basse). Tourner la tête à gauche, puis l'épaule et ensuite la colonne vertébrale (sans tourner la taille). [Expiration]

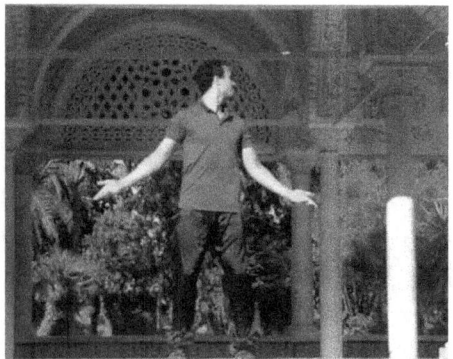

3. Revenir à la posture centrale. Revenir à la position de départ. Ramener d'abord la colonne vertébrale, puis l'épaule, puis le cou. [Inspiration]

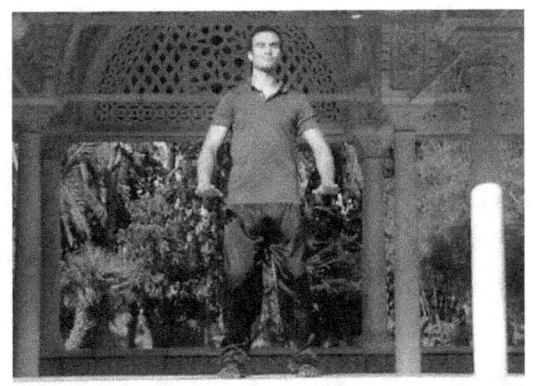

4. Alterner dans l'autre sens, Regarder derrière lentement à droite.
Les paumes des mains vers le haut.
Décontracter la torsion musculaire autour de la colonne (haute et basse). Tourner la tête à droite, puis l'épaule et ensuite la colonne vertébrale (sans tourner la taille). [Expiration]

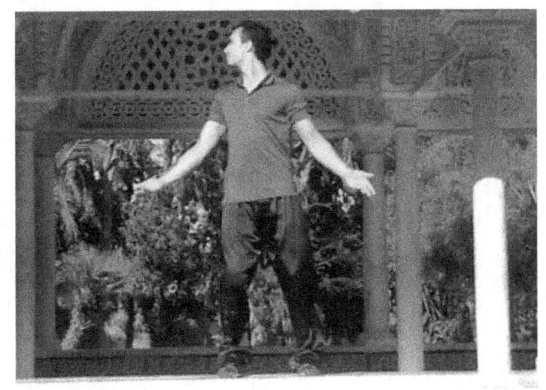

5. Revenir à la position de départ. Ramener d'abord la colonne vertébrale, puis l'épaule, puis le cou. [Inspiration]
Cela constitue un cycle.

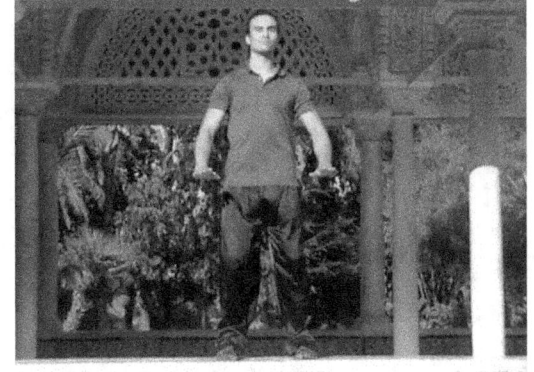

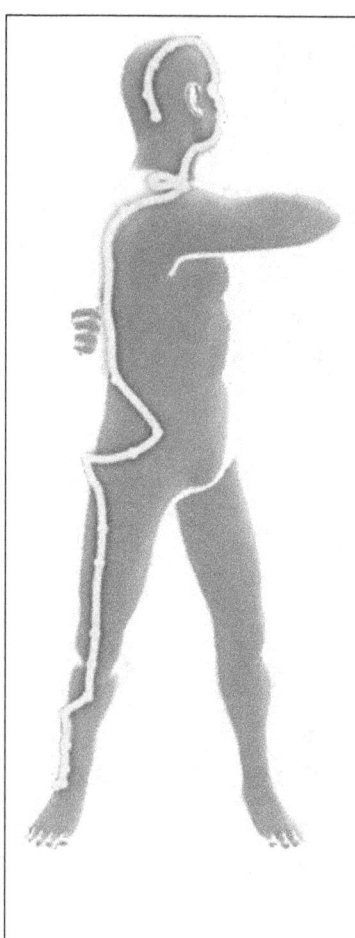

Les "cinq fatigues" font allusion aux maladies des cinq organes internes yin: le cœur, le foie, la rate, les poumons et les reins. Les "sept malaises" sont liés aux sept émotions: la colère, la joie, la tristesse, la peur, l'obsession, l'inquiétude, l'effroi. Selon la médecine chinoise, l'exagération ou l'inhibition des émotions est nuisible aux cinq organes et engendre des maladies. La colère nuit au foie, la joie nuit au cœur, la tristesse au poumon, la peur aux reins, l'obsession à la rate. Les émotions font stagner l'énergie en haut. Le mouvement du bas vers le haut permet de régulariser le Qi qui stagne en haut. Tournez la tête vers l'arrière ce qui décontracte la région cervicale.

Effets: régule la région cervicale et le bulbe rachidien. Renforce la musculature cervicale.

五 wǔ (5)

jīn jī dú lì (金 鸡 独 立) Le coq d'or sur une patte

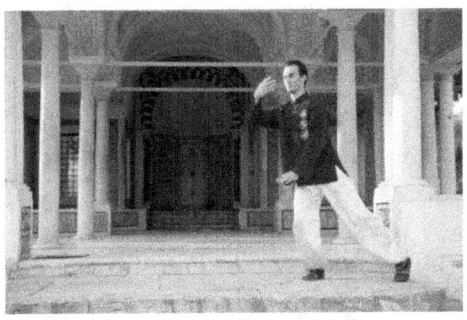

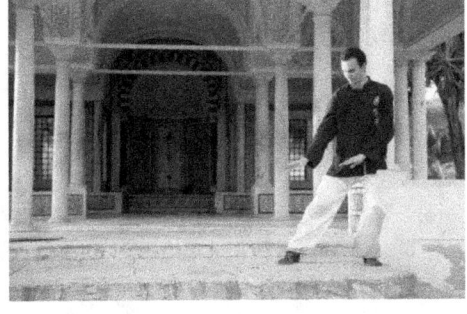

1. Effectuer un pas latérale avec le pied gauche.

2. Le poids du corps sur la jambe gauche légèrement fléchi, tourner la paume droite et descendre la en bas formant un arc.

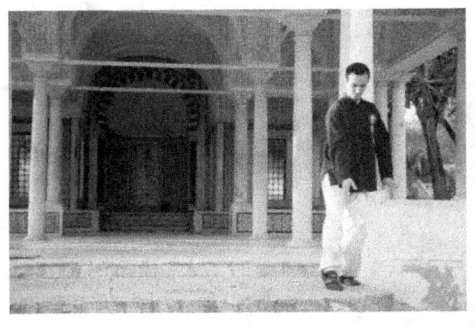

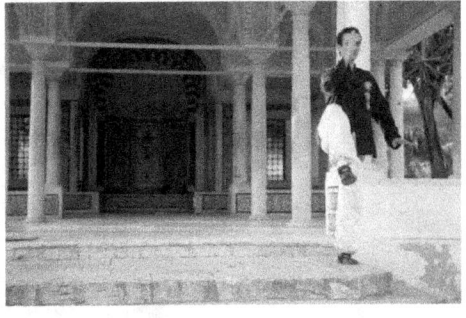

3. Amener le pied droit sur la pointe en face, simultanément la main droite est au même niveau avec la jambe droite, les doigts tournés vers le sol et la main gauche au côté externe de la hanche gauche, la paume tourné vers le bas. Regarder la main droite.

4. Lever le genou droit devant le corps, la pointe du pied vers le bas. Se tenir sur la jambe gauche, en même temps monter la main droite jusqu'à ce que le coude plié vienne au-dessus du genou droit à une distance d'un poing entre eux.

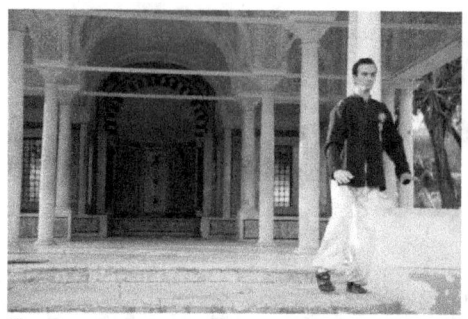 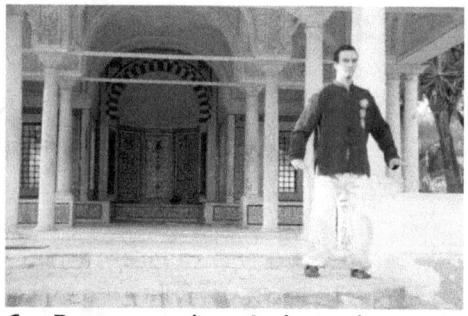

5. Revenir en place; descendre le pied droit sur la pointe en bas avec la main droite jusqu'à ce que les doigts tendent vers le sol.

6. Ramener le pied et la main droits vers la droite; les pieds sont à la largeur des épaules et les mains à l'extérieur des hanches.

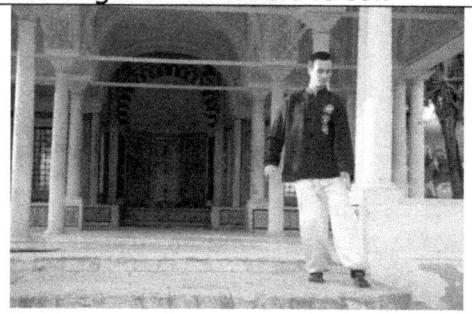 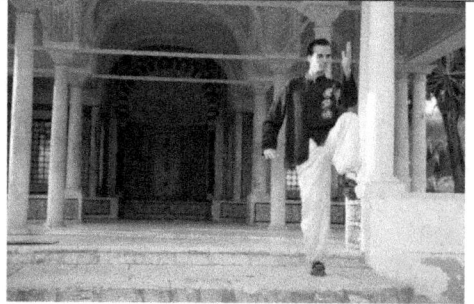

7. Amener le pied gauche sur la pointe en face, en même temps, la main gauche est au même niveau avec la jambe gauche, les doigts tournés vers le sol et la main droite à côté de la hanche droite, la paume tournée vers le bas. Regarder la main gauche.

8. Lever le genou gauche devant le corps, la pointe du pied vers le bas. Se tenir sur la jambe droite, en même temps monter la main gauche jusqu'à ce que le coude plié vienne au-dessus du genou gauche à une distance d'un poing entre eux.

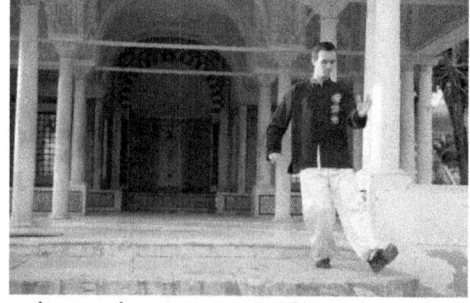

9. Descendre la jambe et la main gauches en bas; les pieds sont à la largeur des épaules et les mains au niveau des externes des hanches.

6ÈME PAS

六 LIÙ (6)

☯ 6ème posture: main en arrière
Pour la fatigue Lombaire et l'asthénie sexuelle.

☯ Se pencher en avant renforce les reins
☯ dēng jiǎo (蹬 脚)
Coup de talon

6ème posture: main en arrière

Pour la fatigue Lombaire et l'asthénie sexuelle.

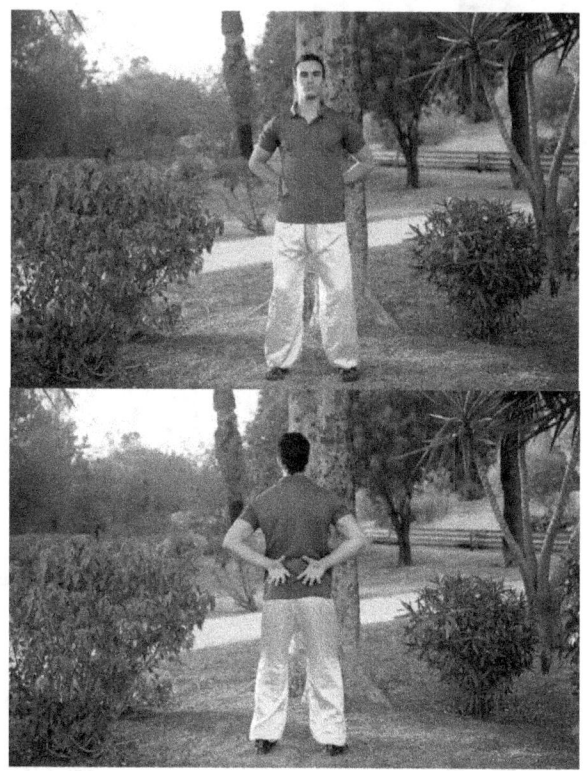

Les jambes sont droites mais pas tendues.

Les revers des mains sont en appui sur les reins.

Les paumes sont tournées vers l'extérieur.

Relâcher les épaules, fermer les yeux, écouter au loin et concentrer son attention.

Les doigts sont écartés naturellement et légèrement fléchis (on peut même s'entraîner les mains dans les poches).

VI. Se pencher en avant renforce les reins

1. Ecarter le pied gauche de la largeur des épaules.

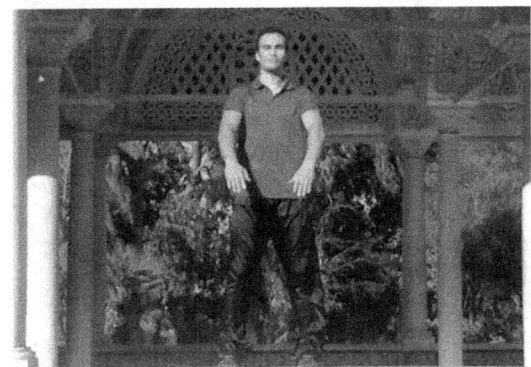

2. Monter les bras par les côtés jusqu'au-dessus de la tête. [Inspiration]

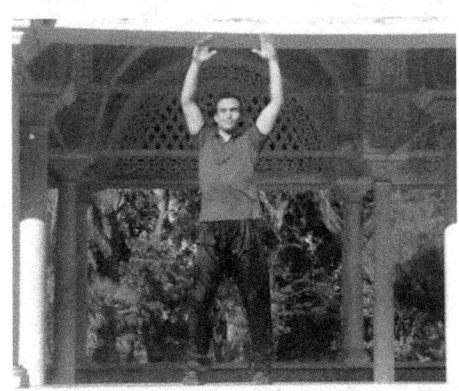

3. Descendre les bras par devant soi.

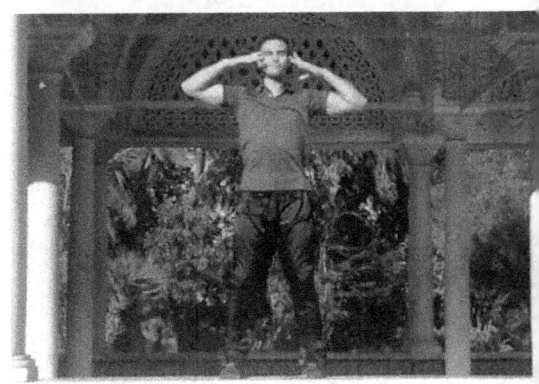

4. Au niveau du torse tourner les paumes des mains en arrière vers le coté dorsale.

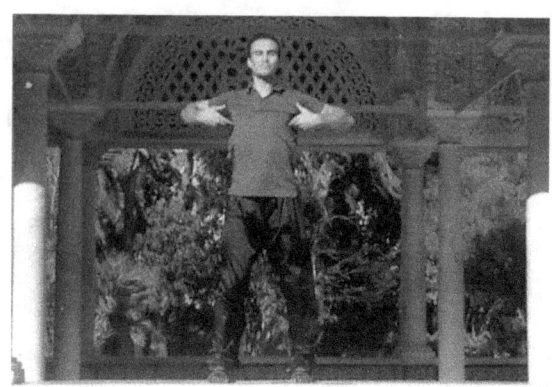

5. Descendre les mains tout au long du dos en arrière.
Tourner les paumes vers l'avant et descendre, dos droit, la tête alignée et les bras dans le prolongement du dos.

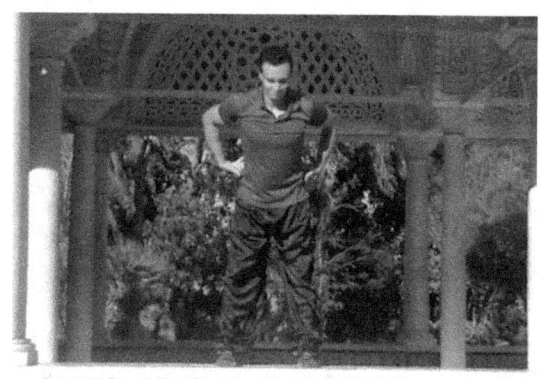

6. Pencher en avant et continuer de descendre les paumes vers les pieds.
Ne pas tendre obligatoirement
les jambes en descendant.
Fléchir les genoux, les doigts se placent sous les orteils.
[Expiration]

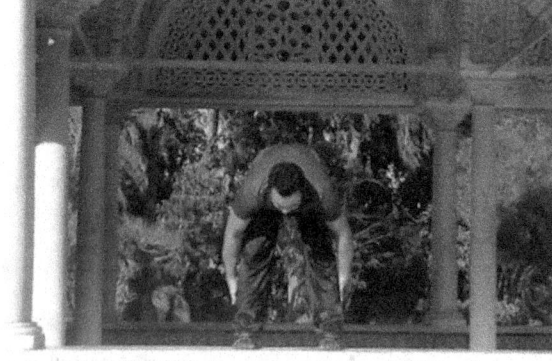

7. Tourner les paumes vers l'avant et toucher ces pieds (doigts et orteils sont collés). Tendre les genoux (en gardant les doigts sous les orteils) et redresser la colonne vertébrale pour que le dos soit droit.
Sentir l'allongement du dos avec les jambes.

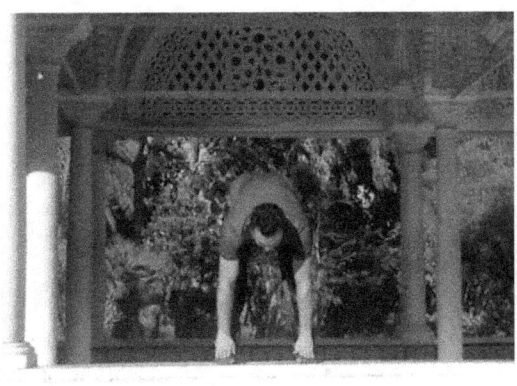

8. Dresser votre dos, en gardant les bras dans la même posture.
Le mouvement se fait avec la partie lombaire.
Redresser les cervicales et tirer le sommet du crâne (alignement des cervicales et des dorsales).
 [Inspiration]

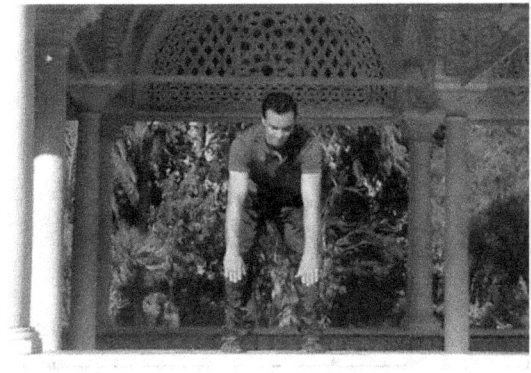

9. Relâcher la tension dorsale, se redresser à la verticale, les bras le long du corps, paumes vers le sol devant les épaules.
[Expiration]

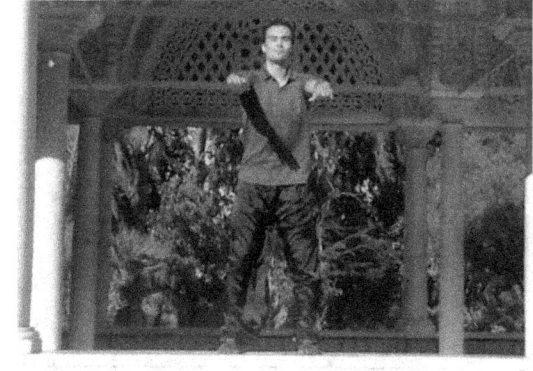

10. Continuer le mouvement des bras seul vers le haut. Cela constitue un cycle.

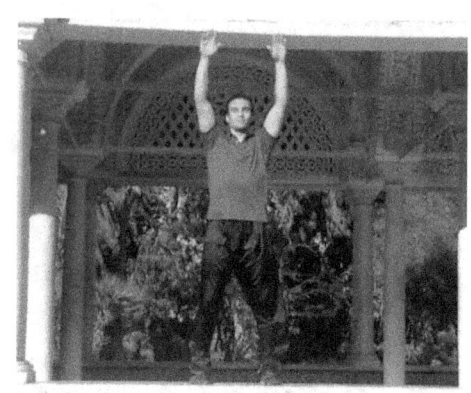

11. Vers la fin de toutes les répétitions, abaisser les mains en bas.

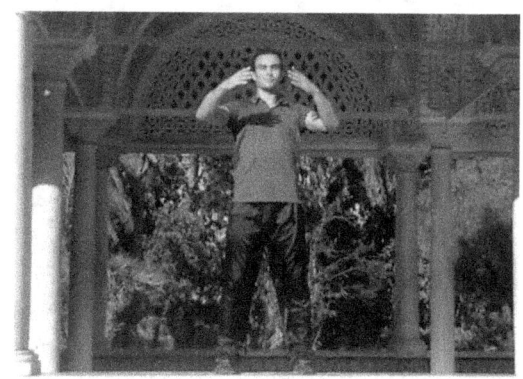

12. Revenir à la posture de départ.

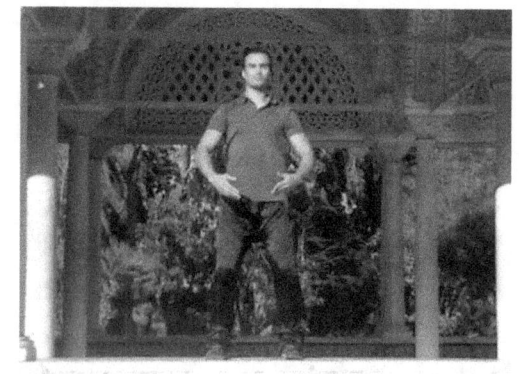

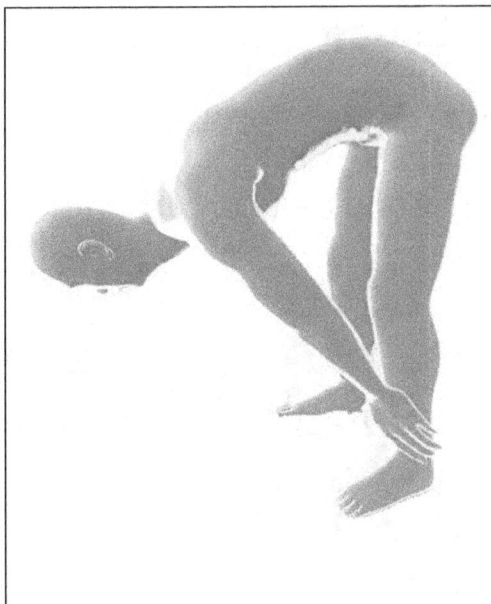

En s'élevant sur les pieds, on active les 6 méridiens des pieds. Cela régularise la circulation du qi du bas vers le haut. En déployant le dos, on facilite la circulation haute. La circulation générale s'active.

Effets: étire les muscles de la taille et les lombaires, fortifie Dai Mai et les reins.

Tai chi Chuan

六 liù (6)

Dēng jiǎo (蹬 脚) Coup de talon

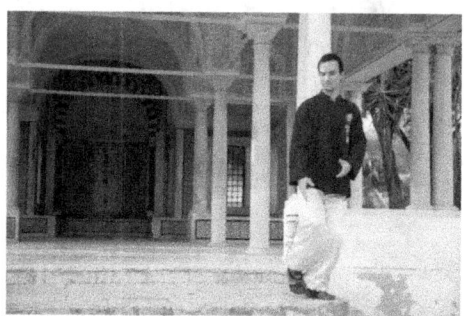

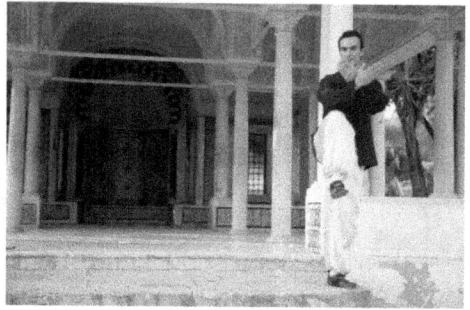

1. Déplacer le poids du corps vers la jambe gauche qui est avancée d'un pas en avant tout en croisant en même temps les deux mains devant la poitrine (la droite à l'extérieur et la gauche à l'intérieur) avec les paumes tournées vers l'intérieur.

2. Plier le genou droit en le levant, séparer les deux mains en les tendant de chaque côté. Regarder en avant, obliquement vers la main droite.

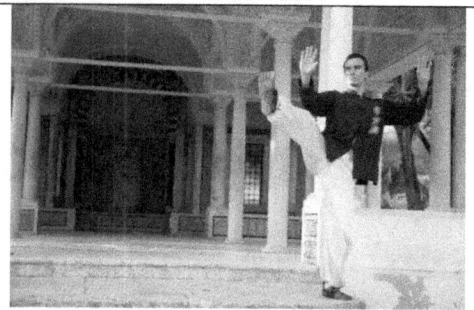

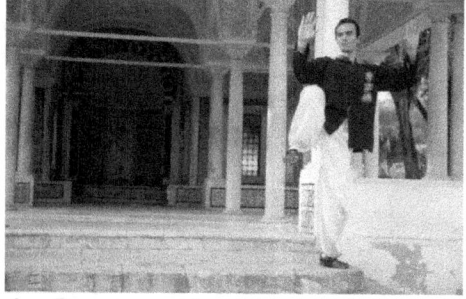

3. Lever les deux mains à la même hauteur, les coudes légèrement pliés, les paumes tournées vers l'extérieur. Avec le pied droit, donner un coup de talon en avant, obliquement vers la droite, avec la pointe du pied en crochet vers le haut. Regarder vers la droite.

4. Ramener la jambe droite en fléchissant le genou. Puis descendre le pied droit en bas. En même temps les deux bras commencent à descendre en bas.

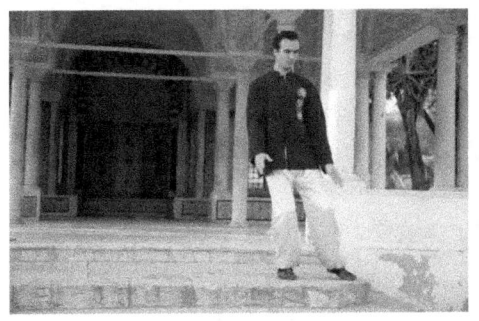 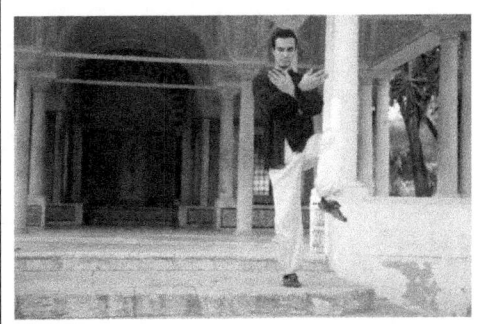

5. Refaire le même mouvement avec l'autre pied: déplacer le poids du corps vers la jambe droite en croisant en même temps les deux mains devant la poitrine (la gauche à l'extérieur et la droite à l'intérieur) avec les paumes tournées vers l'intérieur.

6. Plier le genou gauche en le levant, séparer les deux mains en les tendant de chaque côté. Regarder en avant, obliquement vers la main gauche.

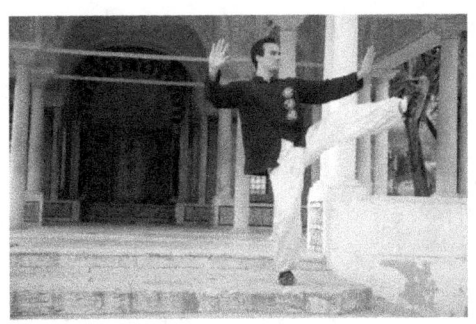 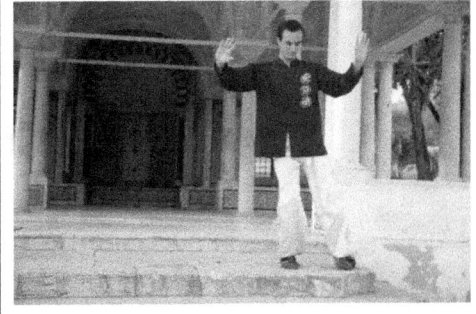

7. Lever les deux mains à la même hauteur, les coudes légèrement pliés, les paumes tournées vers l'extérieur. Donner un coup de talon avec le pied gauche en avant, obliquement vers la gauche, avec la pointe du pied en crochet vers le haut. Regarder vers la gauche.

8. Ramener la jambe gauche en fléchissant le genou, puis la descendre en bas. En même temps les deux bras commencent à descendre en bas.
Les pieds sont à l'écart de la largeur des épaules et les mains séparées vers l'extérieur.

7ÈME PAS

七 Qī (7)

🌓 7ème posture: Posture primordiale
Pour fortifier la constitution physique

🌓 Menacer des poings renforce l'énergie
Musculaire.

🌓 lán què wěi (揽雀尾)
Saisir la queue de l'oiseau

Zhan Zhuang

7ème posture: Posture primordiale

Pour fortifier la constitution physique

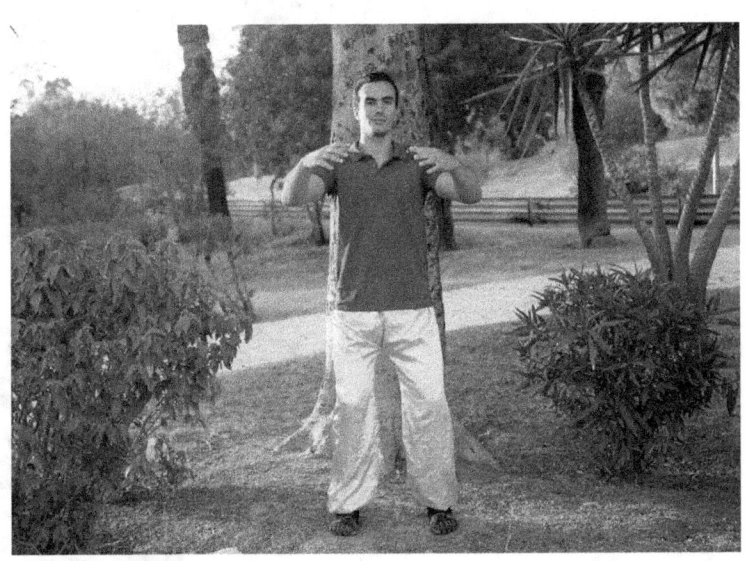

Les mains s'élèvent au niveau des épaules. Elles sont séparées de la poitrine par une distance d'environ un pied. Les paumes des mains sont tournées vers l'intérieur comme si elles embrassaient un ballon. Les doigts sont écartés et légèrement courbes. La distance entre les mains est d'un ou deux poings. Les autres points sont semblables à la posture n°1.

Pour ce qui est de l'intention, les mains et les bras entourent un ballon de papier très léger. Si on le serre trop, il se dégonfle. Si on ne le serre pas assez, il bouge jusqu'à glisser et tomber. Il faut imaginer seulement et ne pas utiliser la force.

VII. Menacer des poings renforce l'énergie Musculaire

1. Position de départ pieds à la largeur des épaules.

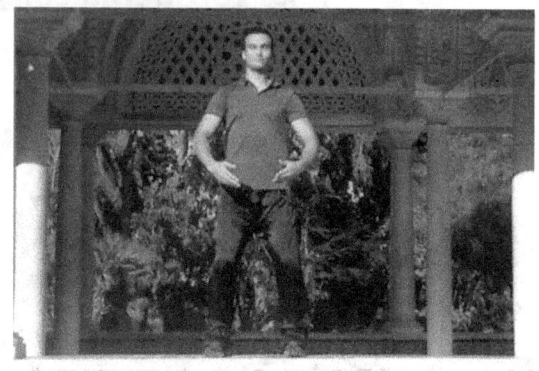

2. Déplacer le pied gauche. Ouvrir davantage la jambe gauche.

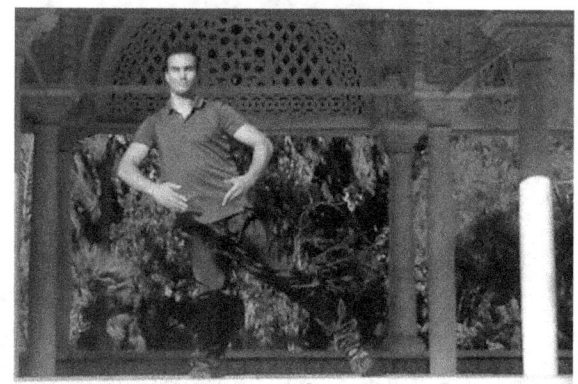

3. Se mettre en position du cavalier.
Amener les mains au niveau de la taille.
Regard devant soi, yeux grands ouverts.

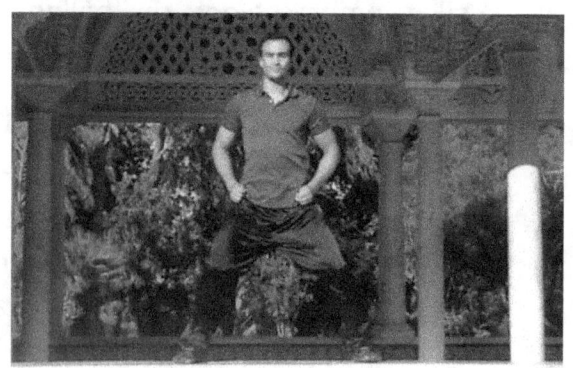

4. Le poing gauche se place en avant lentement.
Remonter les bras croisés devant la poitrine, le bras gauche près du corps. [Inspiration]

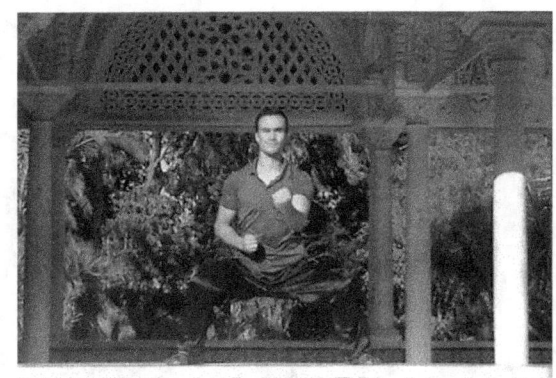

5. Fermer le poing sans le serrer.
Allonger le bras gauche vers l'avant.
Déployer le bras gauche en contractant le bras et en serrant fort le poing. Ramener le poing droit près de la taille. Plier les genoux et prendre un regard furieux. [Expiration]

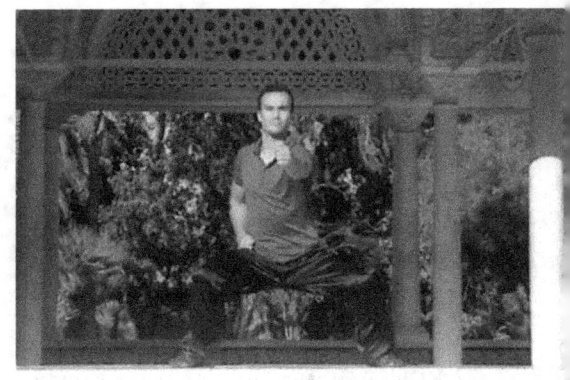

6. Ramener le poing gauche à côté de la taille.
Détendre le regard et les muscles. Ouvrir les poings. Remonter sur les jambes, ramener la tête.

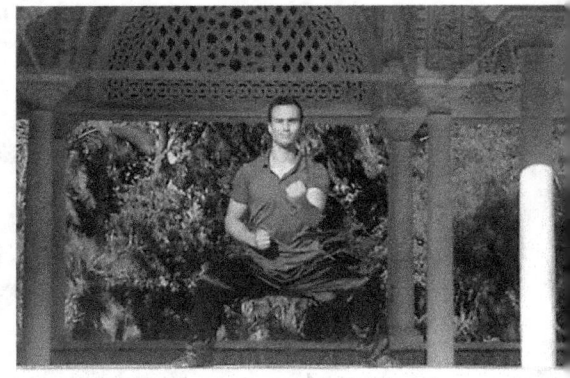

7. Recommencer à droite.
Commencer l'avancement du poing droit en avant.
Détendre le regard et les muscles. Ouvrir les poings. Remonter sur les jambes, ramener la tête.

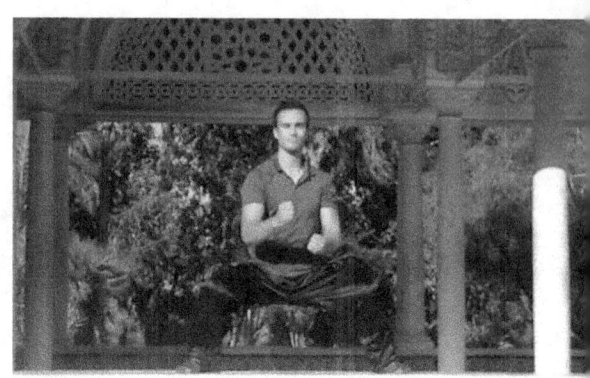

8. Allonger le bras droit vers l'avant.
Déployer le bras droit en contractant le bras et en serrant fort le poing. Le poing gauche près de la taille. Plier les genoux et prendre un regard furieux. [Expiration]

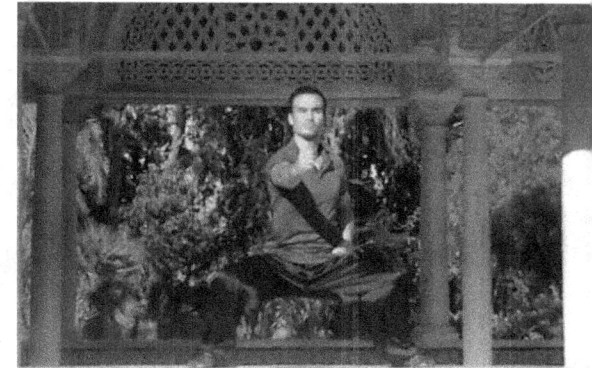

9. Ramener le poing droit à côté de la taille.
Détendre le regard et les muscles. Ouvrir les poings. Remonter sur les jambes, ramener la tête.

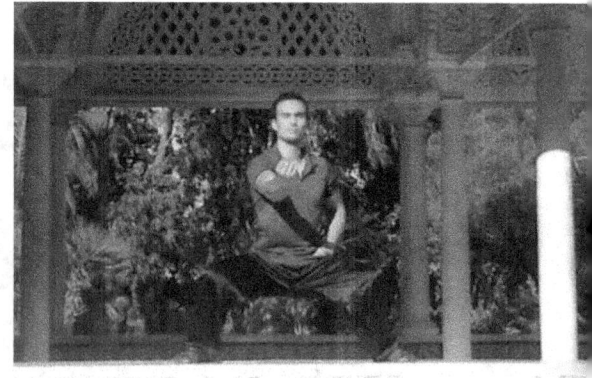

10. Les deux poings sont au niveau des hanches.
Cela constitue un cycle.

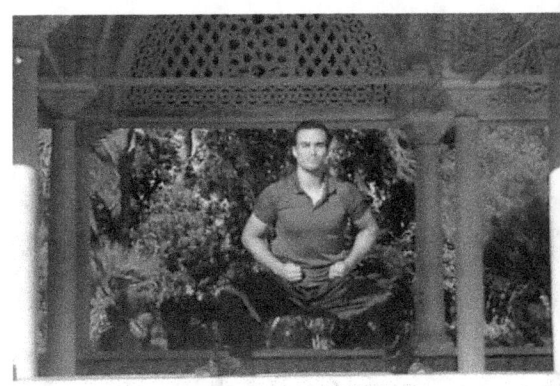

11. Lever votre corps vers le haut.
Partager le poids du corps vers le pied droit.

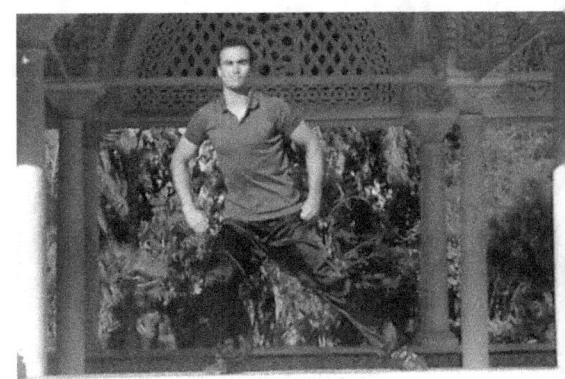

12. Revenir à la posture de départ.

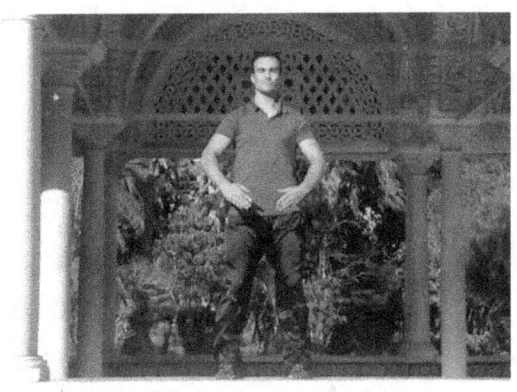

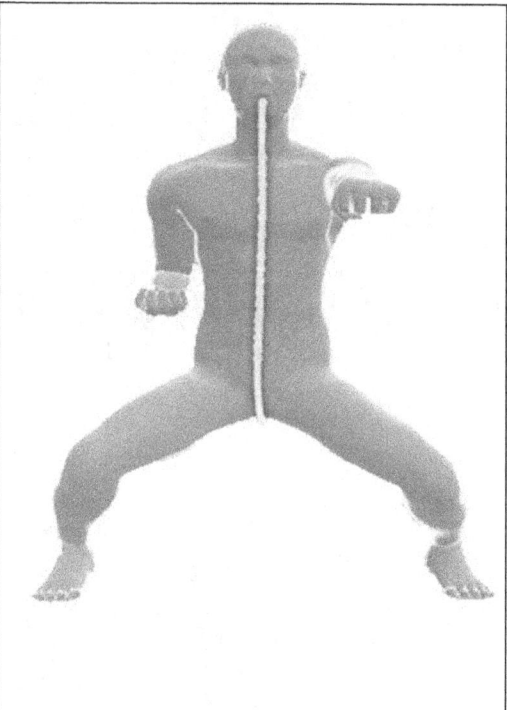

Concentration interne: tétanie musculaire pendant l'expire.

Faire le geste élastique du coup de poings est semblable dans les fonctions internes à la deuxième pièce. "Les yeux de feu" désignent la concentration de l'esprit. La vigilance coordonnée à la force musculaire et au souffle vital crée le jing (puissance interne).

Effets: renforce les muscles. Stimule le cortex cérébral et le système nerveux végétatif. Tonification de la fibre musculaire. La colère sort par les yeux.

七 qī (7)

lán què wěi (揽 雀 尾) Saisir la queue de l'oiseau

Peng (掤)

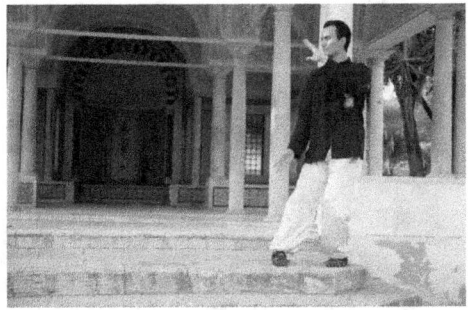

1. Deplacer le centre de gravité sur le pied gauche.

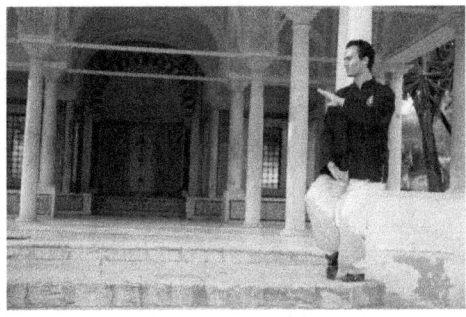

2. Rapprocher la pointe du pied droit à celle de la gauche. En même temps plier le bras gauche, la paume s'arrêtant devant la partie gauche de la poitrine. Descendre la main droite en dessinant un arc devant le ventre.

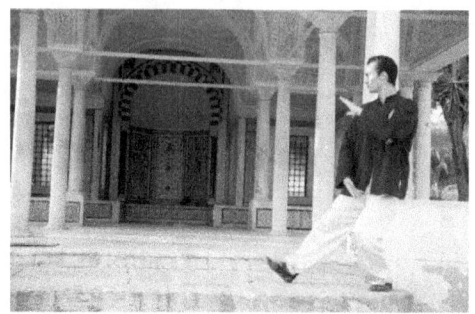

3. Avancer avec le pied droit, le talon au sol. Séparer les deux mains, diriger une vers le haut, à droite, l'autre vers le bas, à gauche. Regarder la main droite.

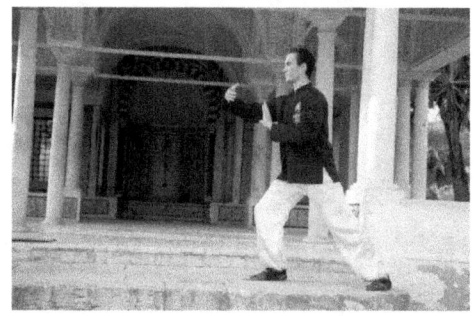

4. Porter le corp en avant en pas de l'arc: la jambe droite fléchi, jambe gauche tendu. Pendant ce temps, tourner le torce un peu à droite, avancer avec l'avant bras droit arqué, la main gauche descend à coté de la hanche, la paume vers le bas. Regarder à la droite.
Avancer la main gauche jusqu'à ce qu'elle soit au dessous de la face interne du coude.

Lu (履)

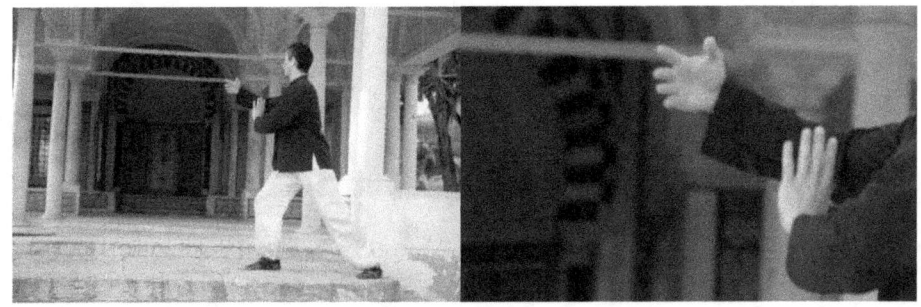

1. Tourner légerment le torce vers la droite.

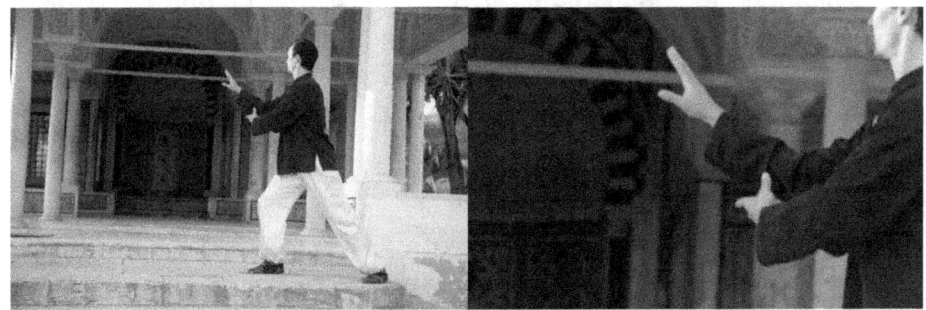

2. Tourner le deux paumes chacune dans son sens; la paume droite
vers le bas et la paume gauche vers le haut.

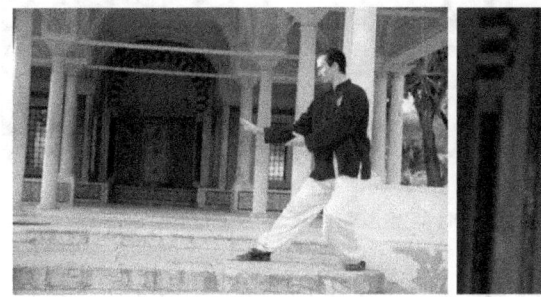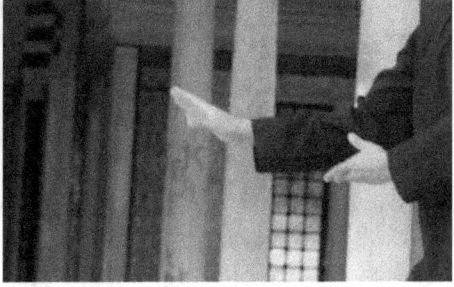

3. Tourner le torse vers la gauche, reculer le corps comme pour
s'asseoir, lever les deux mains, les rejetter en arrière en passant par
l'abdomen. Regarder la main gauche.

Ji (挤)

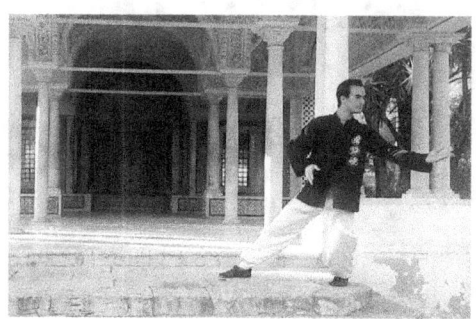 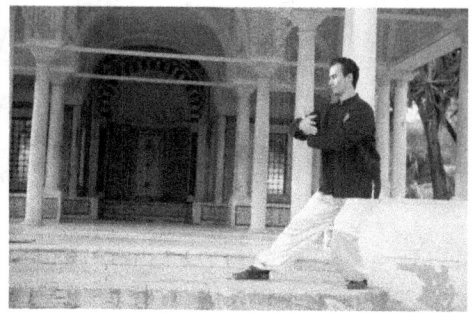

1. Continuer le mouvement de la main droite jusqu'au niveau de la poitrine et la main gauche continue le mouvement en cercle jusqu'à ce qu'elle soit à la hauteur de l'épaule. Le corps est supporté dans la jambe arrière gauche.

2. Plier le bras gauche et rapprocher la paume gauche de la face interne du poignet droit. Regarder les deux mains.

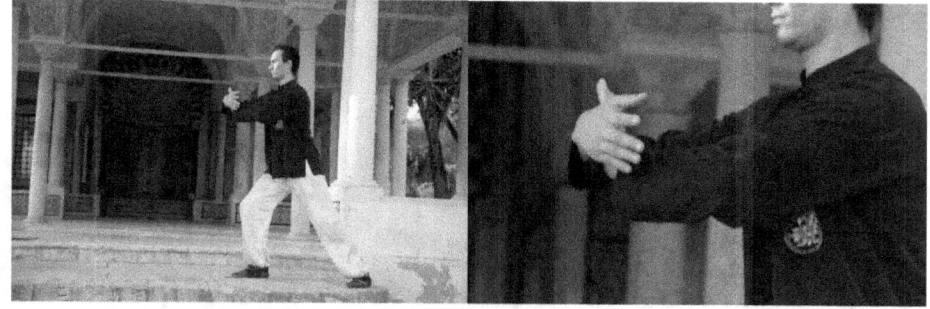

3. Plier la jambe droite en avant en fermant le pas de l'arc à droite avec la jambe gauche naturellement tendue, le talon appuyé sur le sol. Pousser les deux mains vers l'avant, les deux bras formant un cercle. Regarder le poignet droit.

An (按)

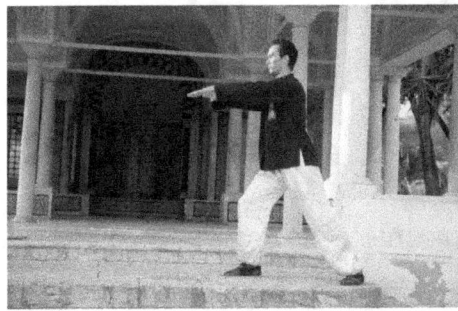 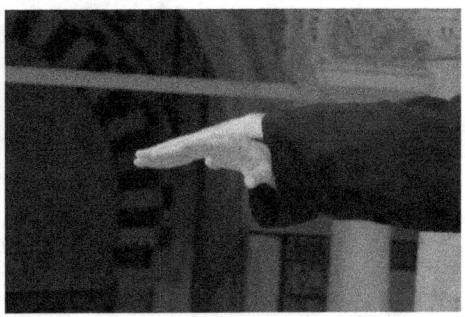

1. Tourner légèrement la paume droite vers le bas et avancer en même temps la gauche afin qu'elles soient croisées en bas.

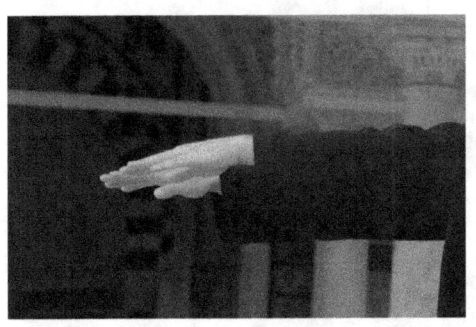 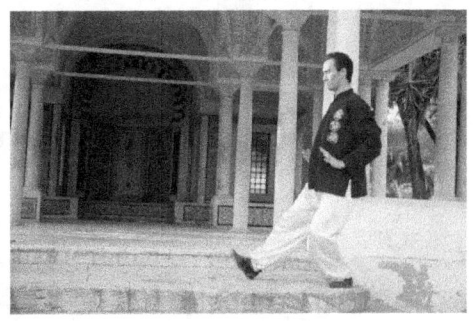

2. Ecarter les deux mains à la largeur d'épaule, les deux paumes vers le bas.

3. Reculer le corps comme pour s'asseoir sur la jambe gauche légèrement fléchie, pendant que la pointe du pied gauche se lève du sol, ramener en même temps les deux mains baissées jusqu'au-devant l'abdomen en formant un arc. Regarder droit devant.

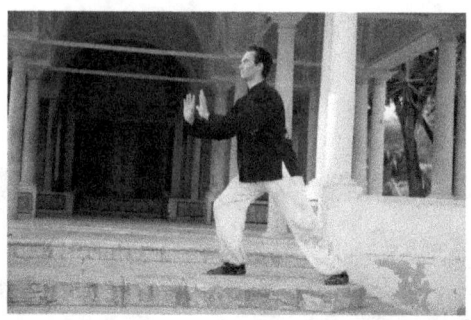

4. Avancer le corps, appuyer sur la jambe droite fléchie, le pied droit plat sur le sol, formant le pas de l'arc. En même temps, pousser avec les paumes en tendant les deux mains en avant, avec les paumes tournées vers l'avant, à la hauteur des épaules. Regarder droit devant.

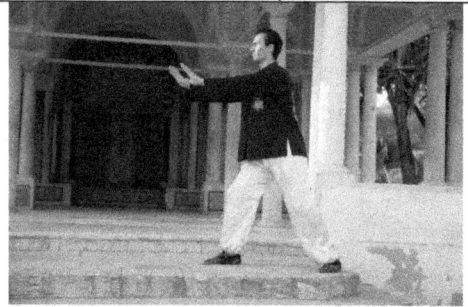

5. Partager le corps sur la jambe gauche.

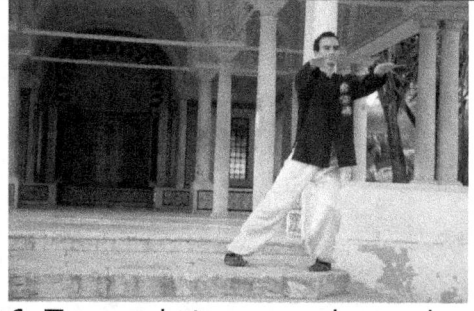

6. Tourner le torse vers la gauche. Tourner la pointe du pied droit vers l'intérieur, les deux bras tendus latéralement.

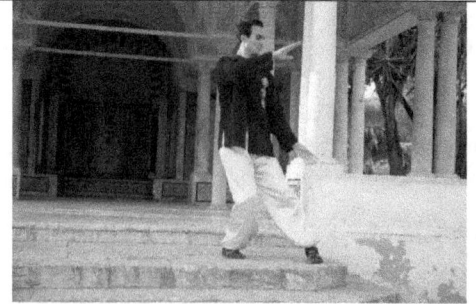

7. Partager le corps sur la jambe droite, en même temps descendre le bras gauche.

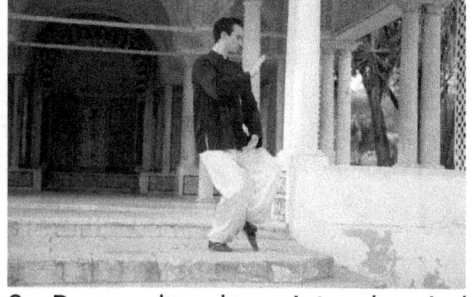

8. Rapprocher la pointe du pied gauche à celle de la droite. La paume de la main droite s'arrêtant devant la partie gauche de la poitrine. La main gauche dessinant un arc devant le ventre.

Peng (挪)

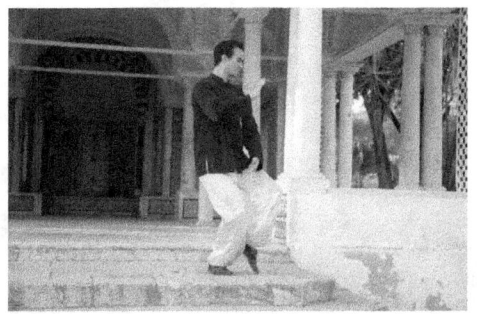

1. Rapprocher la pointe du pied droit à celle de la gauche. En même temps plier le bras gauche, la paume s'arrêtant devant la partie gauche de la poitrine. La main droite en dessinant un arc devant le ventre.

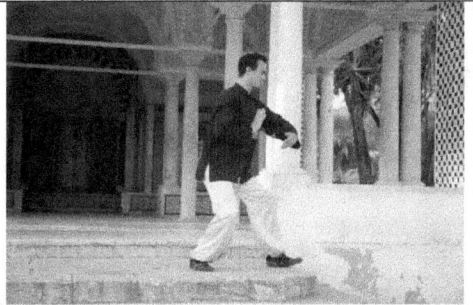

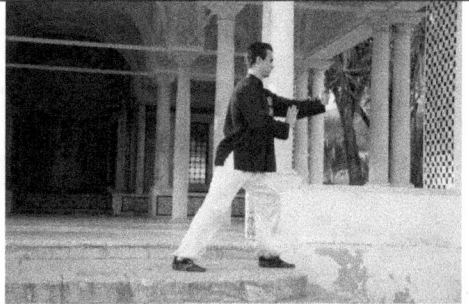

2. Avancer avec le pied gauche, le talon au sol. Séparer les deux mains, diriger une vers le haut, à gauche, l'autre vers le bas, à droite. Regarder la main gauche.

3. Porter le corps en avant en pas de l'arc: la jambe gauche fléchie, jambe droite tendue. Pendant ce temps, tourner le torce un peu à gauche, avancer avec l'avant-bras gauche arqué, la main droite descend à côté de la hanche, la paume vers le bas.

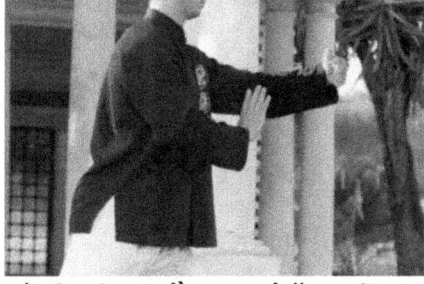

4. Avancer la main droite jusqu'à ce qu'elle soit au dessous de la face interne du coude gauche. Regarder la main gauche.

Lu (履)

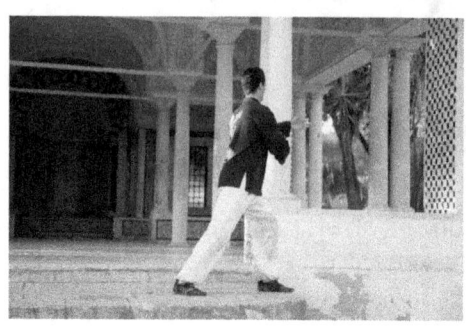

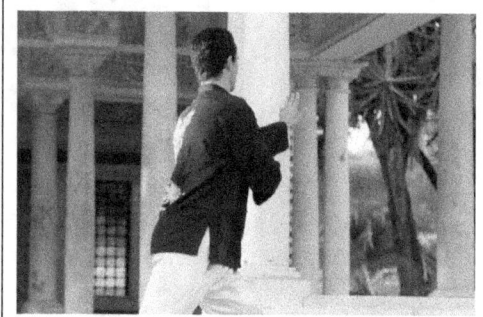

1. Tourner légèrement le torce vers la gauche.

2. Tourner le deux paumes chacune dans son sens; la paume gauche vers le bas et la paume droite vers le haut.

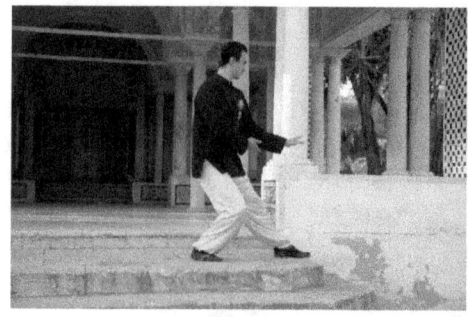

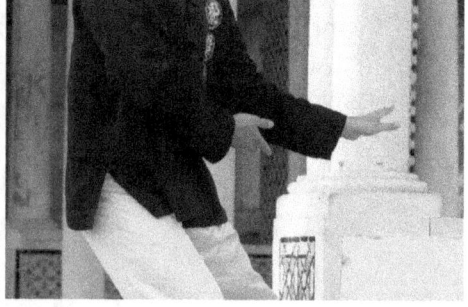

3. Tourner le torse vers la gauche, reculer le corps comme pour s'asseoir, lever les deux mains, les rejetter en arrière en passant par l'abdomen. Regarder la main gauche.

Ji (挤)

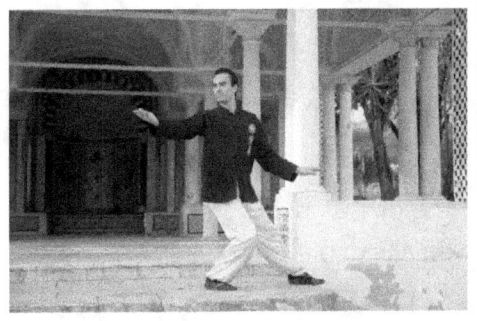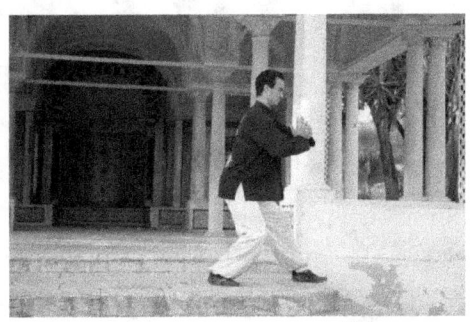

1. Continuer le mouvement de la main gauche jusqu'au niveau de la poitrine et la main droite continue le mouvement en cercle jusqu'à ce qu'elle soit à la hauteur de l'épaule. Le corps est supporté dans la jambe arrière droite.

2. Plier le bras droit et rapprocher la paume droite de la face interne du poignet gauche. Regarder les deux mains.

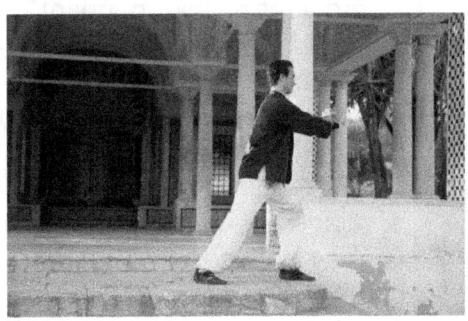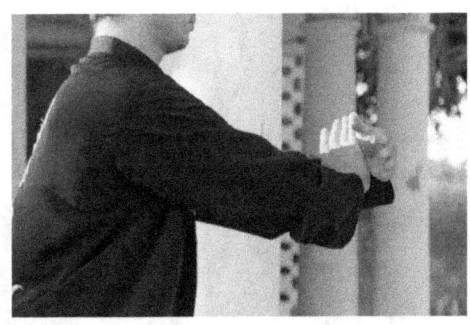

3. Plier la jambe gauche en avant en fermant le pas de l'arc à gauche avec la jambe droite naturellement tendue, le talon appuyé sur le sol. Pousser les deux mains vers l'avant, les deux bras formant un cercle. Regarder le poignet gauche.

An (按)

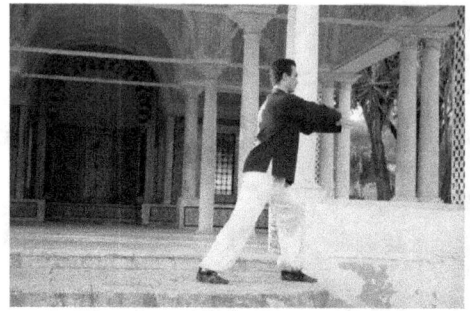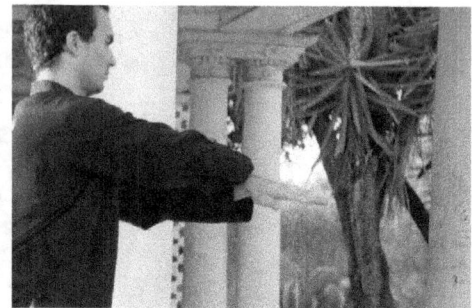

1. Tourner légèrement la paume gauche vers le bas et avancer en même temps la droite afin qu'elles soient croisées en bas.

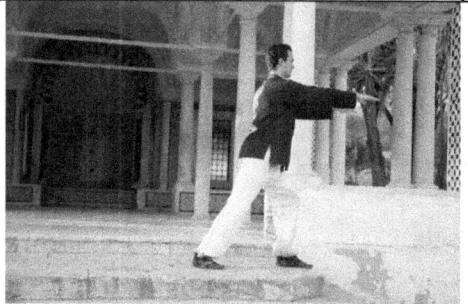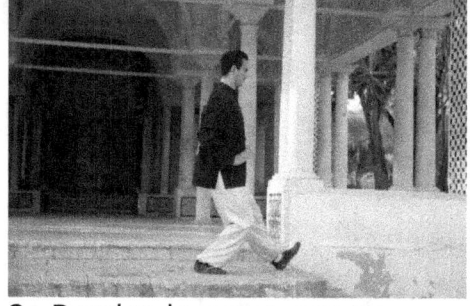

2. Ecarter le deux mains à la largeur d'épaule, les deux paumes vers le bas.

3. Reculer le corps comme pour s'asseoir sur la jambe droite légèrement fléchie, pendant que la pointe du pied droite se lève du sol, ramener en même temps les deux mains baissées jusqu'au-devant l'abdomen en formant un arc. Regarder droit devant.

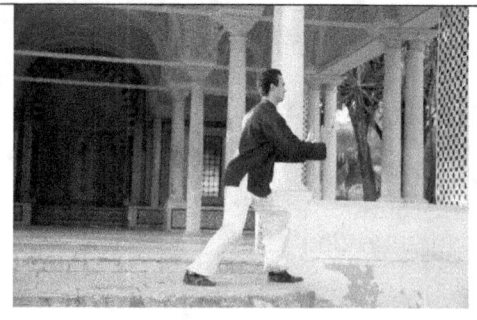

4. Avancer le corps, appuyer sur la jambe gauche fléchie, le pied gauche plat sur le sol, formant le pas de l'arc (jambe gauche fléchie, la droite tendue avec le talon appuyé sur le sol). En même temps, pousser avec les paumes en tendant les deux mains en avant, avec les paumes tournées vers l'avant, à la hauteur des épaules. Regarder droit devant.

8ÈME PAS

八 Bā (8)

☯ 8ème posture : posture de combat (Pousser / supporter)
Préparation pour la pratique martiale

☯ Soulever les talons régularise les 6 grands Méridiens.

☯ shí zì shǒu (十 字 手)
Croiser les mains

8ème posture: posture de combat (Pousser / supporter)

Préparation pour la pratique martiale

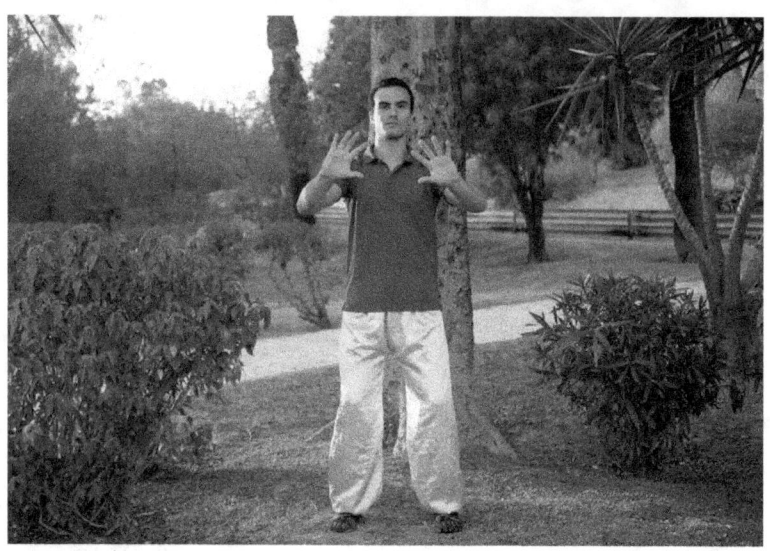

Les mains s'élèvent au niveau des épaules, elles sont distantes de deux poings. Puis, on tourne les paumes vers l'extérieur. Les paumes doivent recueillir quelque chose. Les doigts sont légèrement courbes et ouverts naturellement. Les mains ont l'air de porter et de supporter. Elles sont distantes de deux à trois poings.

Pour ce qui est de l'intention, on imagine qu'on supporte un grand ballon de papier. On doit avoir l'intention de griffer légèrement le ballon. On doit avoir l'impression que le ballon bouge sous l'effet d'une légère brise. Il ne faut pas qu'il se détache sous l'effet du vent mais il ne faut pas non plus le crever en le griffant. Il convient d'utiliser l'intention en non la force.

VIII.   Soulever les talons régularise les 6 grands
Méridiens.

1. Posture de départ
Pieds écartés à la largeur des épaules.

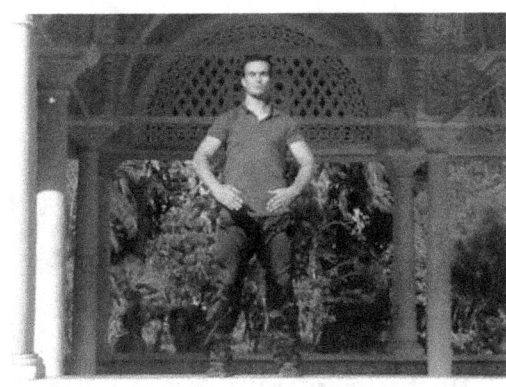

2. Ecarter les bras sur les côtés.

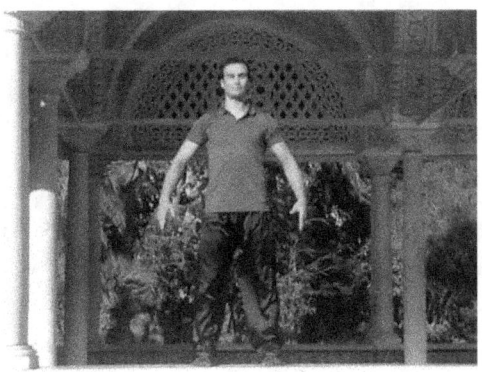

3. Poser les mains en arrière en appui sur le bas du dos.

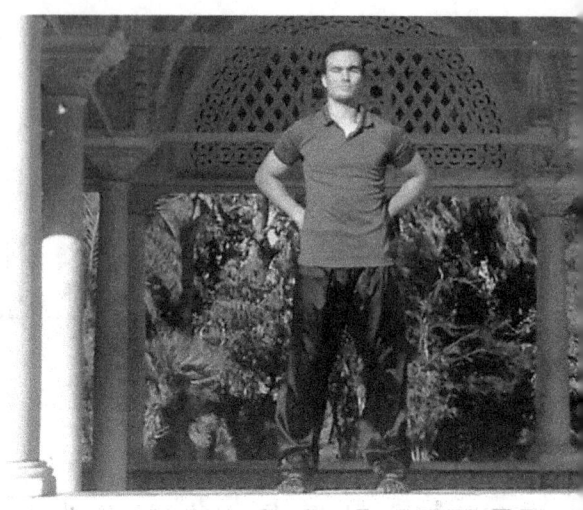

4. Se lever sur la pointe des pieds.
Le corps se grandit vers le haut en poussant le sommet du crâne vers le ciel
Rester un instant.
[Inspiration]

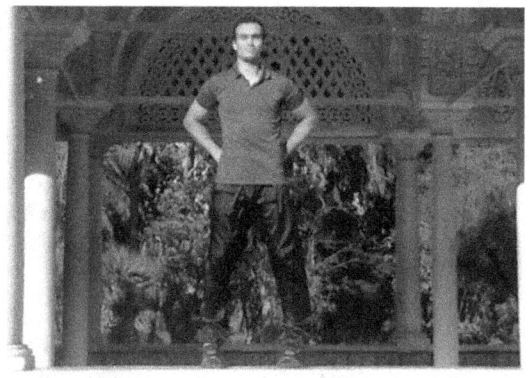

5. Redescendre doucement. Finir avec de petites amplitudes.
Secouer légèrement le corps
de haut vers le bas.

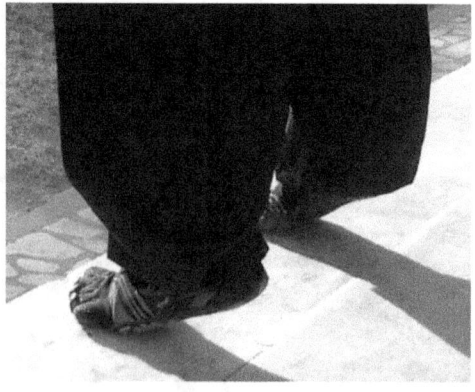

6. Finir en restant un moment
dans la position en bas.
Ramener les pieds, jambes serrées, corps et tête alignés.
Redescendre lentement sur les talons. [Expiration]
Cela constitue un cycle.

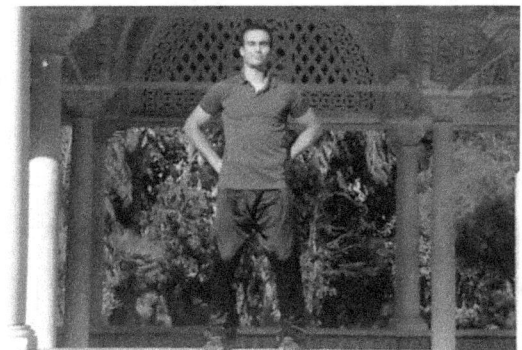

7. Partager le corps sur la jambe droite tout en écartant les bras sur les côtés.

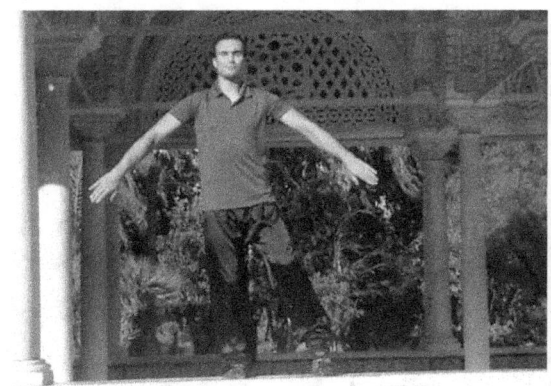

Finir par croiser les mains devant le nombril.
Les pieds joints.

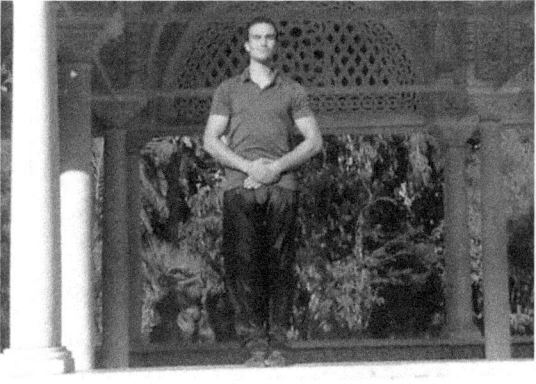

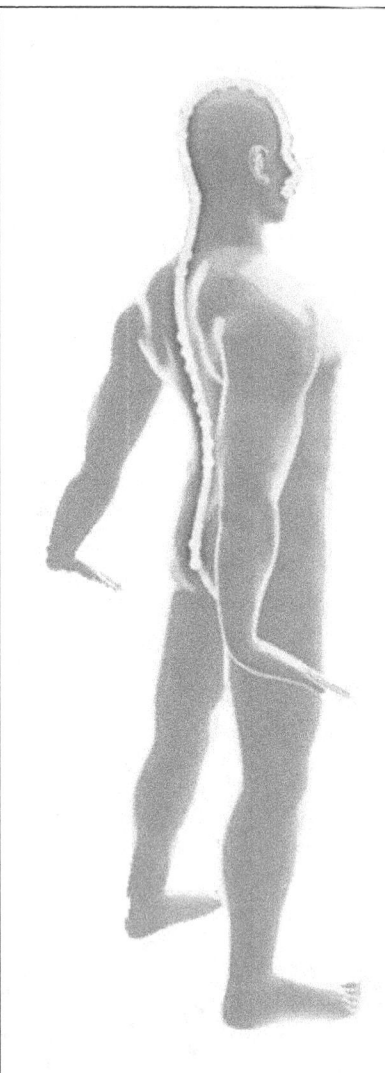

Effets: fortifie tout le corps et l'équilibre.

Les 6 grands méridiens:
- foie & vésicule biliaire
- cœur & intestin grêle
- maître du cœur & triple réchauffeur
- rate & estomac
- poumon & gros intestin
- reins & vessie

Les reins sont la résidence de l'essence originelle (yuan jing), qui est la source du souffle originel (yuan qi).

Lorsque les reins sont sains et forts, le jing (essence vitale) est retenu et renforcé. En pliant le dos vers le sol, on masse les reins en étirant le dos. En agrippant les pieds on touche les orteils ou le point yongquan (source bouillonnante) du méridien des reins situé sur la plante du pied.

八 bā (8)

shí zì shǒu (十 字 手) Croiser les mains

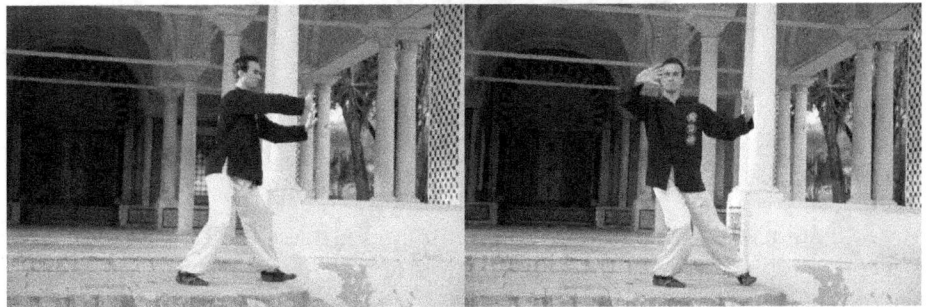

1. Reculer le corps en arrière, tourner le torse vers la droite, lever la pointe du pied gauche et la diriger vers l'intérieur. Tourner la pointe du pied droit vers l'extérieur, décrire avec la main droite un arc horizontal vers la droite, formant avec la main gauche deux bras tendus latéralement. Regarder la main droite.

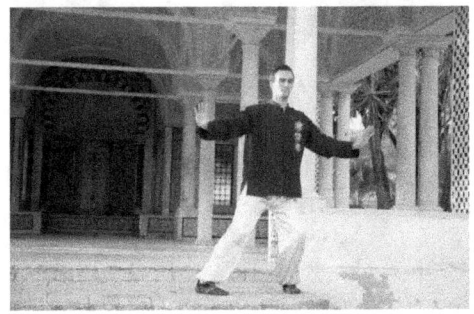

2. Faire porter le poids du corps sur la jambe gauche et tourner la pointe du pied droit en dedans. Puis rapprocher le pied droit de la gauche de façon à ce qu'ils soient parallèles et restent à la largeur d'épaule.

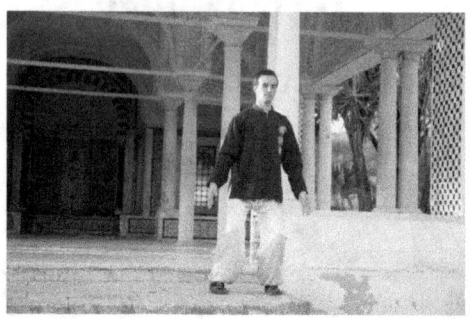

3. Déplacer en même temps les mains vers le bas, décrire des arcs vers le haut en passant devant l'abdomen.

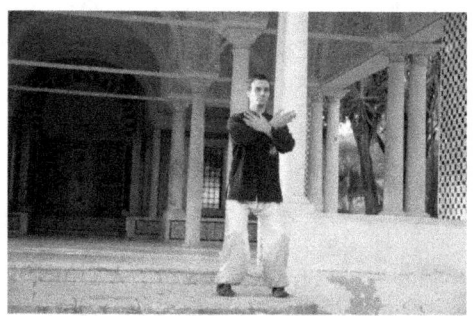

4. Puis croiser les mains à la hauteur de la poitrine, la main droite à l'extérieur et les paumes dirigées vers l'arrière, les bras en cercle. Regarder devant.

shŏu shì (收 势)

fermeture

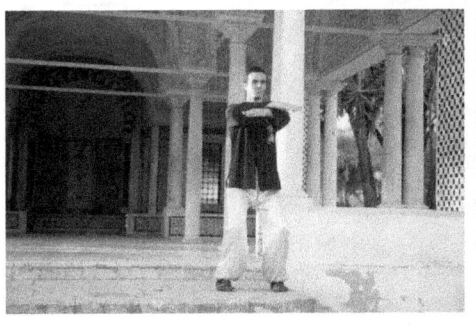

1. Allonger les doigts vers l'avant.

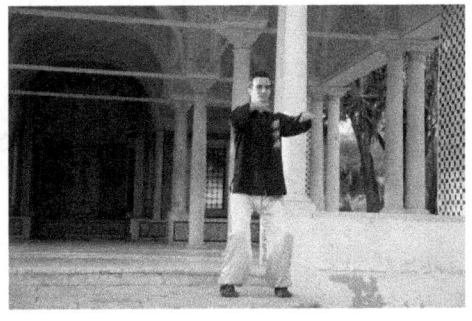

2. Séparer les deux mains jusqu'à la largeur des épaules.

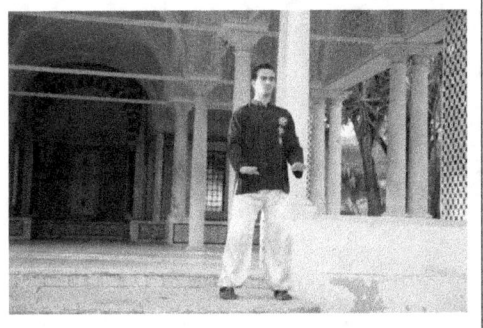

3. Baisser progressivement les mains vers les hanches. Regarder en avant.

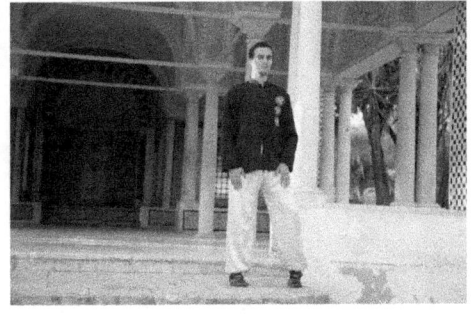

4. Rapprocher le pied gauche du droit.

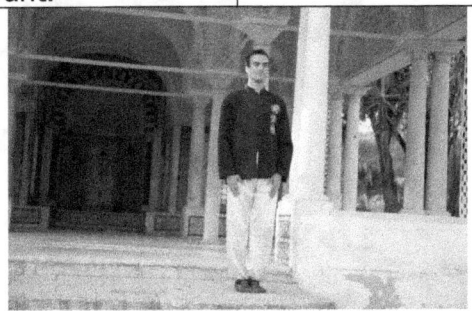

5. Se tenir droit de façon naturelle, comme en position de départ.

Organe	Eléments	Direction	Saison	Emotion	Ba Duan jin
Vésicule biliaire					soulever les talons
Foie	Bois	Est	Printemps	Colère	5 fatigues / menacer du poing/ soulever les talons
Vessie					soulever les talons
Rein	Eau	Nord	Hiver	Peur	Viser l'aigle / 5 fatigues / se pencher en avant / soulever les talons
Péricarde					
Triple Réchauffeur					Soutenir le ciel / soulever les talons
Estomac	Terre	Centre	Intersaison	Réflexion	Séparer les mains / soulever les talons
Rate					Séparer les mains / 5 fatigues / soulever les talons
Cœur	Feu	Sud	Eté	Joie	5 fatigues / soulever les talons
Intestin grêle					soulever les talons
Poumon	Métal	Ouest	Automne	Anxiété	Balancer la tête / 5 fatigues / soulever les talons
Gros intestin					soulever les talons

Tableau des positions et leurs engendrements

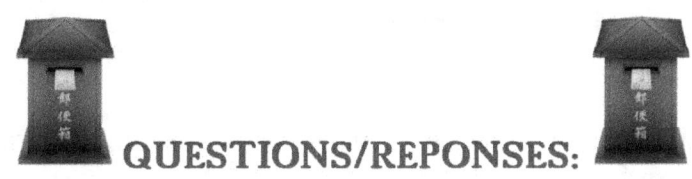

QUESTIONS/REPONSES:

Quelles sont les bases de la pratique énergétique?

Les bases de la pratique énergétique sont semblables à celles de la méditation.

Il s'agit de trouver l'harmonie de l'esprit (mais aussi du corps) par :

- une respiration fluide (inspirer de l'air par le nez et en expirer la totalité par la bouche et ce de manière régulière)
- des mouvements souples mais énergiques: on doit d'abord les travailler lentement (cela peut prendre des années voir toute une vie)
- une absence totale de pensée parasite (ne pensez à rien à part à ce que vous ressentez en vous et autour de vous)
- la concentration sur les éléments de l'environnement extérieur (odeur, température, bruits, etc.) (Pour ça, il est préférable de fermer les yeux pour faire travailler vos autres sens, qui sont en général moins sollicités que votre vue dans la vie courante et qui regorgent de richesses.)

Il est peu intéressant de pratiquer dans sa chambre ou dans une salle.

L'idéal est de s'exercer dans un bois, en montagne ou encore sur une plage.

Le tai chi est-il conseillé pour perdre du poids ?

Cette discipline s'adresse à tous et à toutes, quelque soit l'âge, le sexe, la corpulence.
Elle permet d'apprendre à relâcher son corps, à s'assouplir en douceur, à mieux se servir de sa respiration! Mais il faut préciser que la pratique du tai chi seul ne consent pas une perte de poids importante donc il est préférable de la pratiquer avec une activité plus physique.

Que faire contre le caractère faible et le manque de confiance en soi ?

Tout à fait, le fait de travailler les mouvements du corps par le Tai chi et la respiration par le qi gong apporte un sentiment d'enracinement, donc confiance en toi.

Peut-on s'entrainer efficacement et seule à domicile?

Il est déconseillé d'apprendre à travers livres et vidéos, car seul un professeur est capable de corriger tes postures. Or, les mauvais plis se prennent très vite. Donc si tu veux bien pratiquer, il te faudra d'abord trouver un bon prof.
Le fait de pratiquer avec un prof te permettra de trouver le mouvement juste.
Ensuite et en parallèle, tu pourras pratiquer seule, en utilisant éventuellement ton livre comme aide-mémoire. Comme dans tous les arts martiaux chinois, l'essentiel de la pratique est solitaire (par la répétition des enchainements). Donc c'est tout à fait normal de travailler seul une fois qu'on a appris les bases.
Par contre, effectivement, c'est préférable de pratiquer en extérieur, de préférence loin de la circulation automobile (le taiji est à la fois un art martial et un "qigong en mouvement", mieux vaut pratiquer dans un air pur).

Le mieux c'est de faire quelques cours et ensuite tu peux le faire seule.

La règle première du tai-chi-chuan est la décontraction (song, song kai) qui permet de délier les mouvements.

Une fois la relaxation song installée, le pratiquant va développer le peng jing ou force interne consistant à relier chaque partie du corps en restant relaxé.

L'entraînement aux exercices de tai-chi-chuan est tout d'abord exécuté lentement pour justement percevoir la relaxation et la circulation du mouvement.

Le tai chi aiderait à l'épanouissement personnel?

Les chercheurs ont examiné les résultats de quarante études concernant les effets de la pratique du tai chi sur le bien-être psychique.

Ils ont constaté que l'art martial avait un impact positif en matière de psychologie. Pratiquer précisément les mouvements de cet art aurait permis aux sujets de réduire leur stress et leur anxiété mais également les symptômes de dépression. Leur estime de soi se serait de cette manière renforcée.

Dr Wang Chenchen de l'Université Tufts, Massachusetts, a déclaré : "On pense qu'il améliore l'humeur ainsi que le bien-être psychologique global, mais il manque encore une preuve convaincante pour pouvoir réellement l'affirmer, une connaissance plus détaillée sur les effets physiologiques et psychologiques ; des exercices de tai chi pourrait mener à de nouvelles approches en matière de santé, notamment concernant le traitement de maladies chroniques. Il serait par ailleurs possible d'expliquer les mécanismes biologiques qui allient le corps et l'esprit."

A quoi pensez-vous lors de la pratique?

Lors d'une méditation il faut avant tout penser à "observer" votre inspiration quand elle se produit. Soyez attentif à la sensation de l'air qui passe par vos narines. Sans faire de rétention à la fin de l'inspiration, commencez à expirer lentement en laissant l'expiration aller jusqu'au bout.
Ne cherchez pas à faire le vide dans votre esprit. Laissez passer les pensées après en avoir pris conscience un instant et revenez à l'attention à la posture du corps et à la respiration. Ainsi, votre esprit, parfaitement conscient de ce qui se passe, ne stagne pas et reste disponible pour accueillir la nouveauté de chaque instant sans se laisser emporter.
En fait, contrairement à ce qu'on pourrait penser, il faut laisser les pensées surgir de la non-pensée et y retourner.
La méditation c'est de bien se concentrer sur le fait d'être dans une position décontractée, de respirer sans désir de profit, sans but, sans choix ni rejets, il faut faire le vide et parvenir à ne penser à RIEN. Imagine le vide ou un mur blanc. Laisse défiler les pensées, ne les retient pas. Ainsi tu parviens à penser à rien, tes 6 sens deviennent alors très vifs, attentifs à toute chose.

Pour ceux qui ont un problème d'allergie?

Les médecines douces sont de véritables trésors de traitements non-agressants pour venir à bout de presque tous les maux de la vie courante:
Il faut bien comprendre le fonctionnement du système immunitaire: Pour simplifier, notre système immunitaire est l'armée qui défend notre organisme des agresseurs. Si un corps étranger sous une forme ou une autre pénètre dans notre organisme, le système se met en marche afin de détruire l'intrus.

Car ce n'est pas autant l'allergie qui crée les malaises que la réponse trop agressive de votre organisme à cette allergie. En médecine conventionnelle, on cherche à bloquer la production de ces réponses et de cette manière, on étouffe l'expression de la réaction de l'organisme. Une fois le traitement stoppé, le problème surgit de nouveau.

En médecine alternative, nous ne travaillons pas à contre-courant. Les médecines douces s'occupent autant de l'agresseur, de l'agressé, que des solutions que celui-ci envoie pour freiner l'agresseur.

Avant d'aller consulter, il y a plein de trucs que vous pouvez faire et qui devraient vous aider, sans recourir à des traitements:

Essayez d'éliminer le lait et les produits laitiers de votre diète, le lait de vache est souvent la cause de problèmes d'allergies. Une diète trop riche en protéines peut irriter le système immunitaire et le garder en état d'hyperactivité. Si vous souffrez d'allergies, l'apport calorique de votre diète en matière de protéines ne devrait pas dépasser les 10%.

Tout le monde connaît les trucs pour rendre votre maison plus sécuritaire et anti-allergies: se débarrasser des tapis, laver les rideaux fréquemment, passer l'aspirateur, etc.

Certaines personnes réussissent à se débarrasser de leurs allergies en réduisant leur niveau de stress. Faites du yoga, du tai chi, de la relaxation, de la méditation. Il y a des personnes qui ont réussi à se débarrasser de leurs allergies simplement en changeant de travail!

Que signifie médecine parallèle?

Là où les médecines parallèles sont des arts thérapeutiques considérés par notre société occidentale comme étant complémentaires à notre médecine classique dite allopathique. Elles n'en restent pas moins essentielles pour les différentes populations qui les emploient comme médecine de référence.

La médecine traditionnelle chinoise est la médecine officielle pour les asiatiques. Elle se combine aujourd'hui avec notre médecine occidentale, mais c'est une médecine à part entière, enseignée dans les hôpitaux de Pékin, Shangaï et autres grandes villes chinoises. Il y a aussi la médecine ayurvedique, très répandue en Inde et ses alentours. Toutes les médecines dites traditionnelles, sont employées chez nous sous l'appellation de médecine parallèle ou complémentaire.

Il existe d'autres approches, qui relèvent généralement de techniques de santé provenant de divers horizons, qui ont évoluées à travers le temps selon les époques et qui arrivent chez nous, revisitées par tel ou tel chercheur, découvreur ou même scientifique.

Je placerais dans ce registre les méthodes comme la relaxation, la méditation et l'hypnose qui sont étudiées dans les laboratoires de neurosciences.

www.ingramcontent.com/pod-product-compliance
Lightning Source LLC
Chambersburg PA
CBHW070428290526
45791CB00005B/1878